Complet

TOPOGRAPHIE
MEDICALE
DE L'ÎLE DE
WALCHEREN,

SUIVIE D'UNE EXPOSITION CLINIQUE DES PRINCIPALES MALADIES, QUI ONT PARU DANS LES HOPITAUX DE *MIDDELBOURG*, (ÎLE DE *WALCHEREN*,) DEPUIS L'AUTOMNE DE 1811, JUSQU'AU MILIEU DE L'ÉTÉ DE 1812,

PAR

JOSEPH GRANIER,

Docteur en médécine de la faculté de Montpellier, *Medecin en chef de l'hôpital militaire de* Breda, *Ex-Medecin des hôpitaux de* Middelbourg, *Membre de la société de vaccine du département de l'*Aude.

Omne tulit punctum qui miscuit utile dulci;
Lectorem delectando pariterque monendo.
HORACE, art. poet.

A BREDA, chez *W. VAN BERGEN*,
Et à PARIS, chez *A. EYMERY.*
1813.

De l'imprimerie de W. VAN BERGEN, grand' place, Lt. A, n.° 400.

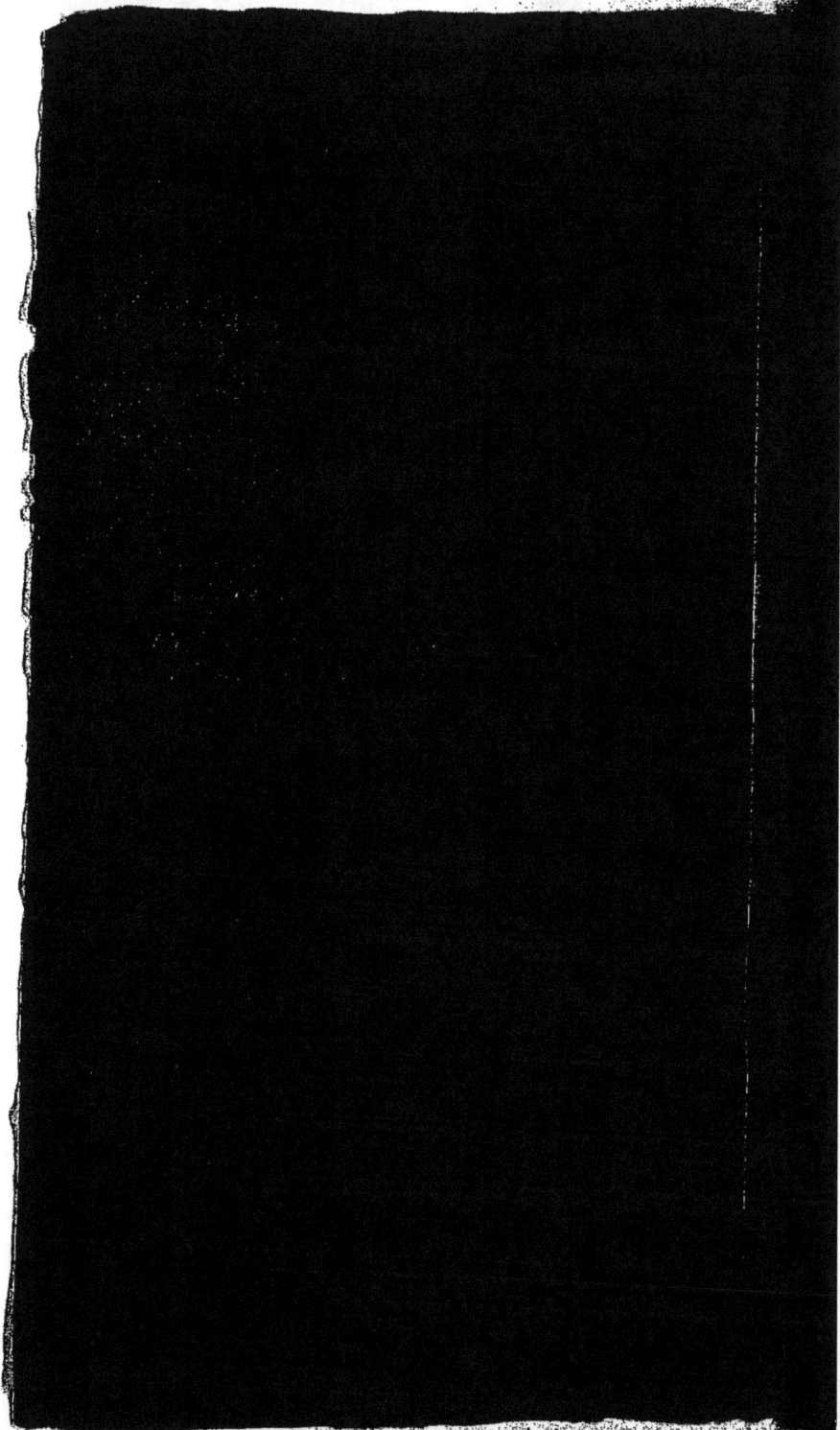

SOMMAIRE ET AVANT-PROPOS.

Ce n'est pas l'envie de passer pour auteur, qui m'a engagé à donner le jour à ma Topographie, *je suis bien éloigné d'une pareille prétention; il est du devoir de tout médecin, soit civil soit militaire, de rendre souvent compte de ce qu'il observe, non seulement à ses confrères, mais encore à l'humanité entière; intimement pénétré de la dignité de mon état* (*), *vivement enflammé de toute sa gloire, animé du zèle le plus ardent pour l'avancement de la médecine; je donne le jour, à un ouvrage, qui, jusqu'ici n'avait encore fixé l'attention d'aucun médecin, heureux si je pou-*

(*) *Medicus philosophus est deo æqualis . . . . Hip.*

* 2

pouvais prouver par là mon amour pour l'humanité, et mon zèle pour la science, à Son Excellence le Ministre directeur de l'administration de la Guerre (*), *et à Messieurs les Inspecteurs généraux du service de santé militaire. Une Ile qui, sous les rapports politiques est d'un si grand intérêt au gouvernement* Français, *est devenue l'objet de mes recherches; tout ce que je vais rapporter sera muni, du sceau de la vérité, j'ai tout vu, examiné et observé, les excursions fréquentes que j'ai faites dans l'Ile, les informations que j'ai prises auprès des gens instruits, comme auprès des plus simples fermiers, mes penibles et fréquentes lectures, m'ont entièrement éclairé sur les plus petits détails, mon ouvrage pourra interesser le médecin comme celui qui est étranger à la médecine: le premier sera envieux de connaître les maladies qui régnent dans une Ile, renommée par son insalubrité; et le second, sur tout s'il est obligé de l'habiter, outre le plaisir de connaître* Walcheren, *sous tant de rapports, sera charmé d'être instruit des moyens capables, d'y conserver la santé, et d'y prevenir les maladies. La lecture de mon ouvrage ne sera pas moins agréable, au* Hollandais *en général,* [illegible] *com-*

(*) Son Excell. est l'ami des sciences et des arts, il a daigné nous donner un modèle de ses vastes connaissances, dans l'encyclopedie méthodique, art militaire, par le citoyen GESSAC-LACUÉE, capitaine alors au Régim. *Dauphin*, infanterie, adjoint au comité militaire, membre de l'academie de *Metz*, *Bordeaux* et *Agen*, général de division, representant du peuple, membre du conseil des anciens et de l'institut national.

Mr. le chevalier RHEUTER, commissaire ordonnateur, remarquable par de grands talens, une haute sagesse et une douce philantrophie, verra peut-être avec plaisir la *topographie médicale*, de la partie la plus importante de sa division. (*)

comme à l'habitant de l'île en particulier. Le Hollandais verra peut-être pour la 1re fois, un auteur Français, qui sachant l'apprécier, lui rend justice et fait l'apologie de sa nation, l'habitant de l'île y verra son véritable portrait et devra me savoir bon gré, d'avoir voulu conserver sa santé, prolonger sa vie et rendre son séjour aussi agréable que salutaire.

Travailler, voir des malades, n'est encore rien en médecine, si l'on ne se rend un compte sévère, de ce que l'on observe. La médecine pratique a fait de grands progrès, mais son vaste domaine aurait été beaucoup plus aggrandi, si la plupart des praticiens, même les plus éclairés, avaient voulu prendre la peine de nous faire part du résultat de leur expérience (*).

Si les grands hommes qui ont sacrifié leurs jours, leurs études et leurs soins à la médecine pratique, et qui par là l'ont immortalisée, si dis-je, ces grands hommes les avaient imités, en nous privant du fruit de leurs veilles et de leurs travaux, la science de traiter les maladies internes serait encore dans son enfance et confiée à un nombre formidable d'empiriques et de charlatans, ses nombreux détracteurs seraient au faîte de leur triomphe, et les infirmités humaines excerceraient sur l'homme un Empire absolu.

Tout homme qui écrit en médecine, et qui se montre dans ses écrits l'ennemi déclaré de tous ces brillans systèmes enfantés à l'ombre du cabinet par une imagination exaltée, tout homme, dis je, qui n'admet de système que celui qu'ont sanctionné, le tems et l'expérience, et qui ne respire que le bien de l'humanité et l'amour de la science, me paraît avoir des

(*) Etiam si senex jam sim, attamen ad medicinæ summum ad huc non perveni, Hip.

des droits incontestables, ou à la reconnaissance du lecteur impartial, s'il a bien rempli sa tâche, ou bien à son indulgence, s'il n'est pas tout à fait parvenu au but qu'il s'est proposé d'atteindre. Quand à moi, j'ose croire connaître tous les devoirs que m'impose la médecine, je serai toujours prêt à tout sacrifier pour son avancement; et si maintenant je n'ai pas entièrement bien fait, du moins ai-je l'espoir de mieux faire, lorsqu'un plus grand âge, et une plus longue expérience auront augmenté la maise de mes connaissances médicales, muri ma reflexion et donné à mon jugement toute la perfection, dont il peut être susceptible.

Mon ouvrage est divisé en deux sections, dont chacune est subdivisée en chapitres: dans le 1er chap. de la 1re section, je considère l'Île sous son rapport historique, géométrique, &c. j'indique sa longitude, sa latitude, ses dimensions, les dégrés d'élevation de l'océan dans son flux, et le dégré d'élévation de l'Ile dans le reflux; son origine, ses premiers habitans, je donne les preuves de sa jonction avec le continent, et celles de sa separation, je jette un coup d'oeil rapide sur les principales inondations de la Zelande *et de la* Hollande, *je fais le récit de celle de* Flessingue; *je fais une mention exacte des habitans de l'Ile et du depnt, des naissances, des décès, des causes générales du plus grand nombre des décès; j'arrete un moment mon attention sur l'influence que chaque siècle exerce sur la nature entière, et je finis par considérer sous un rapport historique, les principales villes de l'Ile, tant celles qui existent, que celles qui sont ensevelies dans l'abîme de l'océan. Dans le chap.* 2 *je fais mention des principaux végétaux indigenes, qui pourraient être substitués aux exotiques, j'indique seulement ceux qui sont utiles à la médecine et a l'économie domestique, et ceux qui pourraient s'aclimater avec le sol de l'Ile, le défaut de montagnes, de fe-*

forêts, de rivieres, ne donne pas un très grand intérêt à la Flore de Walcheren. *J'omettrai la partie minéralogique, parce qu'on n'y trouve aucune mine, la seule chose que l'on retire du sein de la terre est de la tourbe, qui n'est autre chose que la vase qu'on extrait du fond des marais, et qu'on fait ensuite dessècher, en l'exposant au soleil, cette terre coupée en petits morceaux est très propre à bruler.* Dans *le* 3me *chap., je fais mention des animaux, tant volatilles que quadrupèdes, qu'on trouve dans l'Ile, et qui sont utiles à l'économie domestique. Dans le* 4me *chap., je considère la constitution physique et morale des habitans, leurs costumes, leurs moeurs, usages et passions; je fais une énumération succinte des grands hommes qui honorent la* Hollande. *Je fais un récit historique du peuple* Batave, *depuis son origine jusqu'à nos jours, et je finis par diriger mon attention vers l'influence du gouvernement* Français *sur la* Hollande. *Dans le chap.* 5, *le climat, les saisons, les dégrés de température, la nature du sol, les maladies qui suivent l'ordre des saisons, les maladies endémiques deviennent les objets de mes recherches. Dans le chap.* 1er *de la seconde section, je donne une exposition clinique des principales maladies que j'ai observées dans les hôpitaux de* Middelbourg, *depuis l'automne* 1811, *jusqu'au milieu de l'été* 1812. *J'indique la meilleure méthode curative et générale qui convient dans l'Ile, et je considère l'influence que le climat, les pays &c., excercent sur le traitement des maladies en général. Je fais une mention détaillée de la fièvre de* Walcheren, *je fais quelques réflexions sur les differences qui la caractérisent, sur les types qui lui sont les plus familiers, et sur son traitement curatif et prophilatique: la fièvre pernicieuse intermittente, à type continu, et qui parait quelques fois*

fois dans l'Ile, lorsque l'été est brulant, n'échappe pas à mes recherches. Dans le 2de chap. j'indique les causes générales des maladies, et je les recherche dans la mauvaise manière de vivre des habitans, dans leurs usages et habitudes; je propose des moyens économiques, propre à conserver la santé, et à prolonger la vie, j'expose les inconvéniens de l'eau, non seulement de celle qui croupit dans l'Ile, mais encore de l'eau de pluie que l'on recueille dans les citernes: je propose encore une nouvelle citerne, que tout le monde peut s'approprier à très-bas prix, très propre à filtrer l'eau et à la rendre potable. J'en donne la planche.

Je fais enfin connaitre les moyens les plus propres à assainir l'Ile, et à évacuer les eaux dont elle est inondée, principalement du N. E., au S. Dans le 9me et dernier chap., je fais connaitre les préceptes igiéniques et diététiques, les plus propres à conserver la santé dans l'Ile, et à prévenir les maladies.

. . . . non gloria

sed Officium. . . . .

TOPO-

TOPOGRAPHIE MÉDICALE DE L'ILE DE WALCHEREN.

SECTION PREMIÈRE.

CHAPITRE I.

L'Ile considérée sous son rapport géométrique, géographique & historique; sa longitude, sa latitude, ses dimensions &c.; degré d'élevation de l'océan dans le flux et autre degré d'élevation de l'Ile dans le reflux; son origine; ses premiers habitans, son etymologie; preuves de sa jonction avec le continent et de sa séparation; coup d'oeil rapide sur les principales inondations de la Zélande et de la Hollande; *récit de celle de* Flessingue; *conjectures; population de l'Ile et du departement; naissances; decès; causes générales du*

A

du plus grand nombre des decès ; influence de chaque siècle sur la nature entière ; considérations historique sur Middelbourg, Flessingue, Dombourg, Ter Vere, *l'ancienne* Ville *de* Westcapelle, *et 17 autres* Villages *ensevelis dans les ondes.*

WALCHEREN (*Walachria*) est l'Ile la plus peuplée, et la plus occidentale de la *Zélande*. Sous les rapports politiques, elle mérite maintenant le plus grand intérêt. Elle est située à l'Ouest des îles *Noord-Beveland* et de *Zuid-Beveland* à l'embouchure du Hont. Cette île se trouve entre le 51me degré, 36 minutes et 29 secondes, et le 51me degré et 36 minutes de latitude, et entre 24 minutes 27 secondes de longitude, en comptant du premier méridien de longitude de l'observatoire de *Paris*. Elle présente la figure d'un quarré long, se dirigeant du N. E. au S. O. de *Dombourg*, à la pointe S. E. de *St. Joosland* au N. O. L'île a 18035 mètres, quatre lieues, de 25 au degré de la pointe N. nommée le *Breezant*, à *Flessingue* 56952 mètres, trois lieues et demie. Sa circonférence est de 57760 mètres 13 lieues.

L'Ile de *Walcheren* est plus basse que la mer dans

dans son flux, l'Ocean la domine de trois metres, (9 pieds), et dans son reflux, l'Ile le domine de quatre decimètres, un pied et demi (*).

Walcheren ainsi que les autres Iles de la *Zelande*, est preservée des inondations de l'Ocean, par des digues, dont l'entretien absorbe une grande partie des impôts de ce departement. La digue de *Westcapelle*, qui a 6 à 700 toises de long, est un fameux rempart, qui sauvera l'Ile de toute submersion, même long-tems après que toute la *Zelande* sera ensevelie dans les ondes, ce qui malheureusement ne sera que trop vrai. *Walcheren*, fut habitée bien longtems avant l'arrivée de JULES CESAR, par des peuples feroces et barbares „ A-feris indomitisque populis insulas Zelandicas habitatas, Julio Cæsari eminus cognitas fuisse (†)."

C'etait un melange de sauvages, venus du nord, savoir : des Germains, venus de l'ancienne Germanie, des Goths, echappes de Gothland, province de la Suede sur la mer baltique, des Tar-

(*) Mr. MARTENS mon ami, ingenieur de première classe, homme instruit, m'a fourni des renseignemens utiles dans une partie de mes recherches géometriques.

(†) Vid. chron. Zeland. lib. I. p. 32.

Tartares, des Cimbres et des Teutons. Le nom de *Walcheren*, donnée à l'Ile par les Germains, est un composé de l'allemand *Wælgen*, *Wælschen*, *Walcheren*.

Walcheren et les autres Iles de la Zelande tenaient encore à la terre ferme en 861 (*). C'etait un sol rempli de lacs & de marais jusqu'à Gand. Peu a peu les invasions de l'Océan agrandirent les embouchures de l'Escaut, et inonderent une partie du passage de *Breskens* à *Flessingue*, en 1547 cette dernière ville était séparée de *Breskens*, par un bras de mer de la largeur de mille mètres, tandis que celui qui la separe aujourd'hui est de 5400 mètres, en comptant du clocher de *Flessingue* à celui de *Breskens*. Au milieu du passage actuel, existait une superbe ecluse construite par ordre de l'Empereur OTHON, elle s'appellait le *Wielinge* provenant du mot *Wiele*, qui en hollandais signifie roue (†).

Eyndius (§), *Strabon* (⁎), *Pline* (‡), *Paulus*

(*) Chron. Zeland. in Sermone hollandica, p. 210.

(†) Op cit.

(§) Vid. Chron. Zel. page 33.

(⁎) Vid. Strabo bel. gal. comm. lib. III.

(‡) Vid. Pline lib. IV. cap. 15.

lus Œginetta (*), assurent que la Zélande était contigue avec la terre ferme, savoir : avec les *Moriniens*, peuple de la Gaule Belgique, habitant *Boulogne*, *St. Omer*, *Ipres*, *Bruges*, *Tournay* et *Gand*. *Les Nerviens*, également de la Gaule Belgique, habitant le comté du *Hainaut* dans les Pais-bas ; et les *Menapiens* peuple de la basse Germanie, habitant *Ruremonde*, *Bois-le-duc*, *Middelbourg*, *Gand*, *Malines*, le *Brabant*, et la *Gueldre* (†) : „ Morinis nerviis, „ et menapiis insulas Zelandicas contiguas (§).„

Ensuite, de plus fortes invasions de l'Océan agrandirent insensiblement les embouchures de la Meuse et de l'Escaut. Celle de l'Escaut qui formait un delta, divisé en 4 ou 5 branches, offre aujourd'hui les Iles de la *Zélande* (‡), on verra par les inondations qui eurent lieu dans la suite, que lorsque la terre ferme se sépara du continent, il n'exista pendant quelque tems, qu'une seule île, appellée *Walcheren*, qui était alors très vaste, mais successivement, l'Océan, le Rhin, la Meuse et l'Escaut, la diviserent en aus

(*) Chron. Zel. Op. cit. p. 32.
(†) Vid. magn. dict. lat. gal.
(§) Chron. Zel. op. cit.
(‡) Voyez PINKERTON geographie.

autant de parties qu'il y a d'îles dans la Zélande : „ Omnium horum francorum, comi-« tatuum ad oceanum est Wallachriæ insula « vetustissimus, imo prout tunc continebatur « spaciis amplissimis, hic quoque in infinitas « successu temporis sub Zelandiæ nomine po-« maria sua extendit (*).

Au 3me siècle, il survint deux terribles débordemens, le premier produisit ce grand golfe appellé aujourd'hui le *Zuiderzee*. Avant cette époque la Frise n'était séparée de la *Nord-Hollande*, que par un petit lac appellé Flevo, contenant une île de ce nom (†). Avant l'an 1377 un petit canal séparait la *Flandre* de la *Hollande* (§), l'inondation qui eut lieu forma le vaste bras de mer qui existe maintenant. En 1421 l'embouchure de la Meuse se changea soudainement en un vaste lac au sud de *Dord*, et engloutit dans l'abîme de l'Océan un terrain, qui contenait plus de 72 villages, plus de cent mille âmes trouverent la mort dans les flots courroucés. Je passe sous silence les affreux debordemens qui eu-rent

(*) Vid. Eyndius, page 153.

(†) Lettres sur la Hollande.

(§) Ouvr. Cit.

vent ensuite lieu à *Beyerland* et à *Stryen* (*).
En 1638, la digue de l'*Yssel* se rompit par le dégel, et toute la Hollande fut soudainement changée en un vaste lac (†).

Le 15 janvier 1808, à 10 heures du soir, un vent N. O. commença à souffler avec impétuosité, jusqu'à une heure du matin, époque du flux de la mer, les vagues soulevées par cette affreuse tempête, franchirent les bassins du port de *Flessingue*, et en moins de trois quarts d'heure la ville fut inondée, il y avait deux mètres d'eau dans les endroits les plus élevés, et 6 à 7 dans la basse ville : graces aux prompts secours de la marine Impériale et marchande, la majeure partie des habitans fut soustraite à la fureur des ondes. Les matelots et les mousses se promenant en canot dans les rues, préservèrent du naufrage ceux qui étaient logés dans les entre sols. 29 Habitans, les chevaux et bêtes à cornes furent submergés. Les dégats en immeubles, mobiliers et marchandises furent incalculables ; plusieurs maisons s'écroulèrent ; la plupart des rues furent dépavées ; toute l'île fut plus ou moins

(*) Voyez Lettres fur la Hollande.
(†) Voyez ouvr. cit.

moins endommagée ; un môle fut inondé à deux lieues de circonférence ; les habitans justement alarmés, se perchèrent sur les toits, où ils restèrent jusqu'à 10 heures du matin : ils furent sauvés par les habitans de *Middelbourg*.

On voit par les changemens extraordinaires qui ont eu lieu, que non seulement les îles de la *Zélande*, mais encore toute la *Hollande*, finiront par devenir la proie des ondes. Les digues, malgré la surveillance la plus sévère, à force d'être minées par l'Océan, seront à la fin emportées. Dans chaque siècle le globe éprouve une révolution générale ; on observe dans la nature entière des modifications nouvelles, inattendues, et des phénomènes extraordinaires ; systèmes, animal, végétal, terre, mer, sciences, coutumes, moeurs, valeur guerrière, tout alors éprouve des changemens, des influences et des altérations, dont le philosophe voudrait envain rechercher les causes, tout change dans la nature, tout s'altère. L'univers est une scène mouvante, qui n'offre qu'un enchaînement continuel de vicissitudes, de variations, de décadence pour un peuple, et de splendeur pour un autre : la loi, qui, pour conserver l'espèce, assujettit à la mort tous les êtres qui jouissent de la vie, est la seule qui soit et uniforme et invariable. —

Wal-

Walcheren outre trois villes et plusieurs villages qu'elle contient, telles que *Middelbourg*, *Flessingue*, *Ter Vere* et *Dombourg*, (village qui frappe le plus l'historien,) est encore couverte de nombreuses fermes, chateaux, maisons de campagnes, remarquables par leur magnificence et par leur propreté. On voit encore les débris des antiques et celèbres villes d'*Arnemuiden* et de *Westcapelle.*

MIDDELBOURG.

ZALANDUS fils de METELLUS, qui le premier polica l'île, donna à cette ville le nom de son père, en la nommant *Metelli-Castrum.* Les Zélandois l'appellerent ensuite *Middelburg* qui signifie *bourg de milieu*, comme la ville est en effet située au milieu du chemin de *Flessingue* à *Ter Vere.* ZALANDUS commença par en faire un chateau, puis un bourg, en 1121 elle ne formait qu'un petit village, et en 1217 elle fut mise au rang des villes.

Middelbourg est très régulière, très propre et ses maisons magnifiques; les rues, quoique bien pavées, sont bordées d'un beau parquet en briques; les promenades de ses environs sont séduisantes, il est à regretter qu'elles soyent si peu fréquentées. Le Clocher, la maison de ville, bâtie en 1468, au devant de laquelle on voit 29 statues de plusieurs princes, comtes, gouverneurs ou rois, et l'ancienne abbaye, sont trois beaux édifices qui fixent agréablement le regard & l'attention. Le Muséum de *Middelbourg* est remarquable par une très-belle collection de phoetus humains, de serpens, de papillons et d'oiseaux d'Indes; on y admire encore une magnifique collection de livres intéressans, et de tableaux magnifiques. La ville avait autrefois une chambre pour la compagnie des Indes; on voit dans toutes les maisons, l'image de son antique splendeur, on n'y marche que sur le superbe marbre de Paros. Son port fut construit en 1530, il est moins beau que celui qui existait avant. Le premier est entièrement encomblé, ses canaux qui jadis pouvaient porter les plus gros vaisseaux, sont presqu'entièrement remplis de vase; on voit encore les traces d'un ancien canal qui conduisait à Arnemuide. *Middelbourg*, maintenant le chef-lieu du département des *Bouches de l'Escaut*, est à 8 l. N. E. de *Bruges*, 12 l. N. O. de *Gand* 14 l. O. par N. *d'Anvers* et 19 l. S. O. d'*Amsterdam*. Dans le tems de son opulence la ville était peuplée de 30,000 habitans, le nombre actuel se porte à 13,483.

FLES-

FLESSINGUE.

La dénomination de cette ville vient d'un mot tartare *Wlissingen*, qui signifie pêcheur, elle ne fut en effet habitée dans le principe que par des pêcheurs. *Flessingue* construite en 1227 est remarquable par ses forteresses inaccessibles et par son magnifique bassin, pouvant contenir 40 vaissaux de ligne armés. Cette place, une des plus importantes de l'Empire, est située à l'embouchure occidentale de l'Escaut, appellée *le Hont*. Elle est à 1 l. S. O. de *Middelbourg*, 3 l. N. E. de l'*Ecluse*, 10 l. N. O. de *Gand*; sa population présente se porte à 5551 habitans.

TERVERE.

C'est une petite ville, remarquable par les forteresses qu'on y construit avec tant de célérité. Elle était autrefois contigue avec l'île de *Schouwen*, d'où elle est maintenant séparée par un bras de mer de la largeur, de trois mille six cent mètres. Elle existe depuis l'an 1348. Sa population se porte à 1656 habitans.

DOM-

DOMBOURG.

Dombourg est un grand village situé au N. O. de l'île. Il était autrefois moitié ville et moitié village; c'est l'endroit qui a été le premier habité de l'Ile; on y voit dans le reflux de la mer les débris du chateau de la déesse NEHELLENIA; on a trouvé dans l'église de *Dombourg* des pierres où étaient gravées plusieurs antiques figures, 24 piedestaux et beaucoup d'autres médailles; celles de Trajan, d'Antonius, de Vetelius, de Maximius, de Posthumus, de Marius, de Victorinus, de Tetricus et de plusieurs autres; tout ce qu'il y avait de plus beau a été transferé à l'ancienne académie royale; la population de ce charmant village, qui est l'endroit le moins malsain de l'île, s'élève a 580 habitans.

ARNEMUIDEN.

Arnemuiden a été dans un temps la capitale de la Zélande, elle est située au Sud E. de l'île; une partie fut submergée en 1462. Quelle antique splendeur! Comme ses ruines sont éloquentes! comme elles parlent à l'ame! son anciencienne population se portait à 15 ou 16 mille âmes, le nombre de ses habitans actuels n'est que de 580; c'est un tas de pêcheurs qui méritent plutôt le nom de sauvages que d'hommes civilisés.

WESTCAPELLE.

Avant *Arnemuiden*, *Westcapelle* située près du *Wielinge*, fut la ville la plus florissante de la Zelande, tant sous le rapport de sa population, que sous celui de son commerce, comme on peut en juger par les privilèges que lui accorda le Comte Florent en 1223. Elle fut entierement submergée en 1375. La ville de *Biervliet*, les villages *Schoondyke*, *Piete-Willemeyne-Clooster*, *Bentylle*, *Gaternesse*, *St. Nicolas*, *Roselaare*, *Ysendycke*, *Ellemare*, *St. Margriet* et plusieurs autres, jusqu'au nombre de 17 subirent le même sort à cette triste époque (*).

L'île en entier comprend 30,854 habitans, et le departement 76,280. Suivant le recensement

(*) Vid. Boxhorn 2 part. p. 55 et 59, voyez, *van Leeuwen* Batav. Illust. p. 137.

ment de 1811, les naissances dans cette année se sont élevées à 3682 et les décès à 5227. Ces renseignemens m'ont été fournis par Mr. le baron RYCKE, préfet du département des *Bouches de l'Escaut*, qui, connaissant tout le prix des sciences et des arts, daigne honorer de sa bienveillance ceux qui les cultivent. On peut assurer qu'en général, le nombre des naissances est à celui des décès, comme 115 est à 163. L'île et le département seraient bientôt dépeuplés sans les étrangers qui viennent depuis si longtems habiter leur sol. Recherchons les causes de cette mortalité effrayante. La sobriété dans un régime approprié, la fatigue, la modération dans les passions, l'ignorance du luxe et de la mollesse sont autant de causes qui rendent le tempérament robuste, le corps sain et qui en même tems lui prêtent des armes, pour résister à l'influence débilitante du climat. Les maladies catharrales étaient presque inconnues aux anciens Romains et aux autres habitans du Nord, accoutumés au métier des armes, à la fatigue la plus pénible, à une vie dure, aux bains froids, aux onctions, et à tous les autres différens exercices; le corps jouissant alors d'une proportion égale de forces toniques, le système cutané, doué d'une tonicité continuelle, qu'il transmettait par sympathie à tou-

toutes les autres parties du corps; resistait plus aisément à l'action des differens *virus* ou miasmes qui causent les maladies contagieuses et aux suppressions de transpiration qui depuis le 16me siecle, jointes aux causes mentionnées, rendent la constitution catharrale prédominante en Europe. Le luxe, la mollesse, la vie oisive, les passions effrénées, ont sensiblement énervé les forces phisyques et morales. Le corps débilité n'a pu offrir une résistance suffisante aux nombreux agens qui l'assiegent dans tous les instans de la vie, et est devenu la proie frequente des infirmités humaines, peu à peu les autres brillantes qualités morales se sont eclipsées, la valeur guerriere s'est éteinte, l'amour des sciences et des arts évanoui et la population diminuée; le Grec, qui donna à l'univers les premières lois de la philosophie, des sciences et des arts, courbé maintenant devant la verge Musulmanne, et plongé dans l'ignorance et la Barbarie; l'Italien qui avant d'être sous l'Empire de NAPOLÉON LE GRAND; était devenu l'ennemi de Mars pour se rendre le favori de l'amour et de la volupté, rivalise maintenant en courage avec le soldat Français; l'Espagnol, le belliqueux Carthaginois confondu maintenant avec les Barbares de l'Afrique, le peuple Batave &c., ne ne m'en fournissent que de trop vrais et de trop tristes exemples ; les plus grands empires se sont écroulés, les peuples les plus illustres sont rentrés dans la classe des sauvages ; le Gaulois cependant s'est toujours fait distinguer par sa valeur ; la France était au moment d'être entièrement dévorée par les feux, allumés par les dissensions, l'anarchie et les guerres civiles ; le reste des Français passant sous des lois étrangères, perdant son nom glorieux, allait éprouver une dégénération à jamais avilissante, si la providence n'eût envoyé sur la terre le plus belliqueux des héros, le plus illustre des Empereurs, NAPOLÉON Ier, le plus grand homme qui ait jamais existé, auquel la Grèce idolâtre eut érigé des statues et des temples superbes, auquel Rome eût offert des couronnes civiques, et que les générations futures mettront au rang des Dieux, ne pouvant attribuer qu'à un être immortel de si beaux triomphes et de si brillantes actions. Le grand Empire repose encore sur de plus solides bases depuis que nous avons le bonheur de posséder un prince, qui, héritant des vertus de son Père, sera le ferme appui de la France et fera le bonheur de l'univers.

Mortales gaudete, deus Saturnia terris,
Sæcula restituit, rursus gens aurea surgit.

Les

Les Hollandais se sont trouvés dans le climat le plus nuisible à la santé, leur manière de vivre, leurs richesses, les ont continuellement énervés, et ont rendu chez eux les maladies plus fréquentes, plus meurtrières, et la mortalité plus effrayante; malgré les pertes incalculables d'hommes que la France a éprouvées pendant les orages révolutionnaires; malgré le nombre des braves qui pour la défense de leur illustre patrie ont glorieusement expiré dans le sentier de l'honneur, la population a augmenté, depuis cette déplorable époque d'une manière étonnante: qu'on compare les Français d'aujourd'hui avec les anciens peuples de Rome et de Carthage, et on en devinera la cause.

CHAPITRE II.

PARTIE BOTANIQUE.

Végétaux, indigènes qui pourraient être substitués aux Exotiques; végétaux indigènes dont on pourrait retirer quelques avantages, et ceux enfin qu'on pourrait acclimater dans l'Ile.

..... Peregrina quid Œquora tentas?
Quod queris, tua terra dabit .....

Pourquoi jetter un oeil indifférent sur les

 tré-

trésors que la nature a prodigué sur notre sol? — Pourquoi franchir le vaste espace des mers pour chercher ailleurs les richesses que nous trouvons dans le pays qui nous a donné le jour? Nature qui es si juste! nous avons la folie de te reprocher d'avoir été ingrâte envers nous, et cependant tu as placé partout le remède à côté du mal! Les premiers médecins n'ayant dirigé leur attention que sur les médicamens exotiques, n'ont cessé d'insister sur leur administration avec une certaine opiniâtreté; enfin les expériences réitérées nous ont fait connaître et leurs effets et leur juste application. Les médicamens indigènes ont été méprisés, le peu d'expériences qui ont été faites, n'ont encore pu dévoiler leurs propriétés médicinales. Ont ils manqué une fois leur effet, ils ont été entièrement abandonnées. Quel tems n'a t-il pas fallu, par exemple, pour bien préciser les cas dans lesquels le *quinquina* était convenable et pour en bien diriger l'administration! Quelles obligations ne devons nous pas à l'Anglais, qui le retira de l'oubli dans lequel il avait été pendant si longtems plongé! Les médicamens indigènes auraient eu le sort des exotiques, si leur emploi avait été et plus fréquent, et mieux observé; et combien n'en employons nous pas sans le savoir! Dans l'administration des médicamens exotiques nous sommes souvent trom-

trompés à cause de la sophistication que l'avidité des marchands leur fait éprouver, et à cause de l'altération que la plupart éprouvent dans leur long trajet. Mr. GILBERT, bien convaincu de ce que j'avance, a dit: „ qu'il est impossible à *l'Amerique* de fournir la centième partie du quinquina qui se consomme. Il y a deux manieres de s'exempter de payer un tribut à l'etranger pour leurs végétaux, dit Mr. BURTIN, le premier de les naturaliser avec notre propre sol, et le second de les remplacer par nos végétaux indigènes."

Le tulipier (*liriodendeum tulipifera*,) est très abondant dans les jardins de l'île, dont le terrain lui est très convenable, si on soignait sa culture, et si on le transplantait dans les campagnes, *Walcheren* dans peu, serait peuplée par ce beau végétal, qui deviendrait un de ses plus beaux ornemens, le celebre HUMBOLDT et HILDEBRANT assurent que l'écorce de ses branches, qui est amère et fortement aromatique, peut remplacer le quinquina avec le plus grand succès.

La gentiane (*gentiana luthœa'l*) est le plus puissant des amers indigènes, on devrait la transplanter dans l'Ile, elle pourrait remplacer le quinquina (*); le maronier d'Inde, (*Œsulus*

(*) La gentiane est un excellent febrifuge. Le peu d'experience

lus Hippocastanus l') existe dans l'Ile ; les célèbres COSTE (*), ALPHONSE LE ROY, WILLEMET, se sont assurés de la propriété tonique de son écorce, et ont certifié l'analogie de sa vertu avec celle du quinquina ; celle du cerisier, (*cerasus sativa l'*,) possède les mêmes propriétés ; l'écorce du saule (*Salix alba l*,) possède des

ences que le tems m'a jusqu'ici permis de faire dans l'hôpital de *Breda*, m'ont mis à même de l'apprecier, je l'emplois à la dose d'une once, une once et demi dans les jours apyectiques, savoir : deux ou trois gros, prescrits toutes les 4 heures, delayés dans 4 onces de tisane pectorale, les malades ne s'en trouvent nullement incommodés, s'il survient quelque legere constipation, j'associe a chaque prise un gros de sulfate desoude, ce qui retablit la liberté de celle, 7 fievres tierces 1 quotidiene et une quarte, ont deja cedé a ce puissant tonique ; apres que plusieurs observations, très exactement recueillies au lit du malade, m'auront entièrement assuré que la gentiane peut dans tous les cas remplacer le quinquina, j'en ferai de nouvelles sur les écorces du tulipier, du marronier d'Inde, du saule, sur l'acorus, et sur l'arnica, je ne manquerai pas de faire part de ce recueil à M. M. les inspecteurs generaux du service de santé militaire, j'ose me flater de fixer la véritable opinion qu'on doit avoir de ces indigénes par les observations les plus nombreuses et les plus vraies. Je combine très souvent deux gros de gentiane avec un demi gros de tartrite acidule de potasse, et un grain de tartrite antimonié de potasse, je répéte ce mélange toutes les 4 heures dans la journée.

(*) Qu'il me soit permis en embellissant cette page d'un nom si cher à tous les medecins militaires, de temoigner toute l'admiration qu'inspirent ses vastes connaissances, tout le respect dû à son age et à son rang, et toute la reconnaissance que meritent sa haute justice, et sa bienveillance paternelle.

des vertus analogues (*). Le celebre **BURTIN** de *Bruxelles*, guérit une fievre tierce avec deux onces de ce précieux indigène; cet arbre croit dans l'Ile; le frêne (*Fraxinus excelsior l*,) l'aulne (*Betula alnus l*,) l'orme, (*ulmus campestris l*,) abondent ici et ont encore des vertus analogues. La grande centaurée (*centaurœa centorium l*,) qui n'y existe pas non plus, est digne d'y être naturalisée. La camomille romaine (*anthemis nobilis*) qui à été célèbrée par **WERLOFF**, **PRINGLE** et d'autres, est très belle en *Hollande*, elle devrait être acclimatée avec le sol de l'Ile. l'Absinthe marine (*artemisia maritima l'*) l'aulnée, (*enula elenium*) la camomille sauvage, (*antemis arvensis*,) sont des indigènes qui abondent dans l'Ile, et qui peuvent remplacer le quinquina. l'Asarum (*asarum europeum l*) n'existe pas dans l'Ile; mais on pourrait l'y acclimater, le violetier (*viola odoratu l*,) qui y est très commun et l'epurge, (*euphorbia Cathiris*,) qui y abonde également, sont trois plantes, qui possédent une propriété vomitive très prononcée et qui pourraient remplacer l'ipecacuana (†) l'elebore, (*elle-*

(*) Mes experiences les confirment.

(†) Dans ma pratique civile j'ai fait un grand usage de la racine du violetier a titre de vomitif, à la dose de deux gros, et j'en ai toujours vu resulter des vomissemens copieux.

leborus niger l,) preconisé par les anciens, la digitale pourprée *(digitalis purpurea l,)* par chrétien, la scammonée *(convulus turbethum)* la coloquinte *(cumumis colochintis)* la rhubarbe *(rheum rapunticum,)* sont des puissans purgatifs indigènes, qui, acclimatés avec le sol de l'Ile, remplaceraient la rhubarbe *de la Chine*, la scammonée d'alep, et la Gomme gutte. La gratiole *(gratiola Off lis,)* l'iris de Florence *(iris florentina,)* qui est très abondant dans l'Ile et qui s'y fait aussi bien qu'a Florence (*), le glayeul, *(gladiolus communis,)* le faux acorus, *(iris pseud-acorus,)* le rhumex aquaticus, qu'on appele ici rhubarbe des païsans, sont de très bons purgatifs qui sont communs dans l'Ile. Les fleurs du pécher pourraient remplacer le séné, les noyaux, les amandes ameres. Le ricin *(ricinus communis l,)* est un précieux vermisuge, le professenr BOURDIER et ALIBERT se sont assurés de cette propriété, j'en ai fait un fréquent usage dans ma pratique civile et j'en ai toujours vu resulter des effets merveilleux, cette plante ne croît pas dans l'Ile; mais elle s'accommoderait de son sol. Ce végétal n'a jusqu'aujourd'hui été cultivé en *Fran-*

(*) Sa racine fraiche est un violent purgatif si l'on en croit Mr. VIREY. Trait. de Phar. Theor. et Prat.

France que comme plante d'agrément ; Mr. LIMOUSIN-LAMOTHE, mon compatriote, l'a considerée comme une plante oléagineuse et l'a cultivée en grand pour en extraire l'huile qu'on n'employait que dans les pharmacies, mais qui peut servir dans plusieurs arts et remplacer avantageusement par sa consistance plusieurs huiles trop fluides, on ne croyait pas qu'il fut possible de cultiver en grand cette plante en *France*, parce qu'elle est indigéne des parties chaudes de *l'Amerique*, mais Mr. LIMOUSIN-LAMOTHE ayant su qu'elle était cultivée avec succès en *Hollande*, a fait quelques essais qui lui ont réussi, il l'a semée en rayon comme le maïs dans les environs *d'Albi*, et lui a donné les mêmes soins, le ricin s'est élevé a la hauteur de trois mètres et plus, et beaucoup de pieds ont fourni jusqu'a un kilogramme et demi de graines, ces graines épluchées et debarrassées du pericarpe ligneux qui les enveloppe, ont fourni plus de la moitié de leurs poids d'huile, ce cultivateur eclairé a remarqué que cette huile avait une transparence, un coup d'oeil trés agreable, et un arrière petit gout de noisette, qui ne deplait pas, il a observé que l'acreté qu'on lui reproche venait du pericarpe, quand on lui en laissait quelque partie. Les terres excellentes substantièles, *(argilo-sabloneuses,)* les marais desèchés, où les terres sont trop grasses, et ou le froment est sujet à se charger de trop de feuilles, à fournir beaucoup de chaume et à verser, lui conviennent; le terrain de l'Ile qui possède toutes ces qualités, lui serait donc très favorable, cette culture presente de grands avantages non seulement à la médecine, mais encore à l'œconomie domestique, ils fixeront l'attention du philantrope, qui gouverne le departement; on peut placer plus d'un millier de pieds de ricin dans un arpent de terre, en les mettant à six pieds de distance, ainsi d'apres le calcul de Mr. LIMOUSIN, un arpent fournirait plus de 600 kilogrammes d'huile, les tiges assez fortes, seraient d'un grand secours dans l'Ile, où le bois est très rare et très cher, enfin les pieds de ricin étant à deux mètres de distance, on pourrait mettre un rang de pommes de terre, de fèves, entre les rangs de ricin ce qui procurerait une double recolte (*). La guimauve se fait très bien dans l'Ile, en soignant un peu mieux sa culture pour la rendre plus abondante, on pourrait, par les procédés in-

(*) Voy. memoire sur le ricin ou Palma Christi, par Mr. LIMOUSIN-LAMOTHE. Voyez. Journal de Paris, polit. commerc. et lit. n.° 93.

indiqués par Mr. BURTIN, la substituer aux gommes adragant et arabique, non seulement dans la medecine, mais encore dans les arts et fabriques. Le *polyga vulgaris et amara* pourraient remplacer celui de Virginie. Le tussilage (*tussilago farfara*,) et le liere terrestre (*glechema hederacea*) qui sont de fort bons béchiques y sont encore communs. Les narcotiques qu'on trouve dans l'Ile, sont le pavot blanc, (*papaver somniferum*), le coquelicot (*papaver rheas*,) (*) et la cynoglosse (*cynoglossum Offle.*) l'extrait des têtes des deux premiers, ainsi que celui de laitue (*lactuca sativa*) (†), peut être substitué à l'opium de la thébaide, les antipsasmodiques sont la valeriane (*valeriana Offlis*) et la pivoine, (*Pæonia Offlis*) l'acorus (*acorus calamus*) est très abondant dans l'Ile, son odeur très aromatique et agréable ressemble à celle de la noix muscade, sa saveur très stimulante approche de celle du girofle, je me suis assuré de toutes ces propriétés phisiques par moi même, cette estimable et précieuse raci-

(*) Le grand FOUQUET, dont la célébre faculté de *Montpellier* deplorera longtems la perte, assure la propriété calmante de l'extrait de cette plante.

(†) Consult. l'ouvrage de l'oracle de la botanique, le professeur GOUAN de *Montpellier*, bot. et mat. med.

cine peut parfaitement remplacer l'acorus des Indes, les diverses épices, la canelle, les cloux de girofle et la noix muscade; CARTHEUSER, HERMANN, BUCHAN, BOMARE et BURTIN, ont observé cette analogie, et se sont assurés des propriétés de ce médicament; cet acorus possède des vertus toniques, nervines &c.; il convient dans tous les cas d'atonie, dans le scorbut, les fievres intermittentes (*), les fievres nerveuses atoniques &c., j'appele l'attention des medecins sur cet excellent aromate. (*l'amomum zinziber*,) est cultivé dans plusieurs jardins Hollandais, on devrait le naturaliser ici, il remplacerait le poivre et les autres épices; c'est encore un excellent tonique que le fameux BARTHES à employé dans la goute. Le fruit des groseillers (*ribes nigrum et rubrum*) peuvent dans tous les cas remplacer le citron, ils peuvent encore servir à faire un vin très agréable. — l'Angélique (*angelica archangelica*) qui est un excellent stomachique abonde ici dans les campagnes. Les aristoloches, (*aristholochia* lon-

(*) D'apres mes experiences deja très multipliées et consignées dans mon journal, l'acorus guérit les fièvres intermittentes d'une manière, aussi prompte, aussi sure et aussi efficace que le quinquina, je le prescris, à la dose de deux gros 4 fois par jour, augmentant jusqu'à 4 gros, répété deux ou trois fois, les estomacs le supportent très aisément.

longa et rotunda.) l'armoise, *(artemisia vulgaris.)* sont trois plantes qui exercent une propriété particuliere, sur le systême reproducteur de la femme, et qui sont communes. Enfin les astringants les plus communs de l'Ile sont le plantain, — *(plantago major,)* la grande consoude *(symphytum off.le,)* la salicaire *(Lythrum saricaria l.)*, si vantée par DE HAEN, la bistorte *(polygonum bistorta)*. On pourrait y naturaliser la tormentille *(tormentilla erecta,)* bon astringant et antiseptique. Il faut espérer que Mr. le baron PYCKE homme savant et philantrope encouragera dans le département les cultures du pastel *(isatis tinctoria,)* dont on extrait un indigo aussi beau et aussi bon que celui d'*Amérique* (*), et de bette-rave, *(betta vulgaris,)* qui fournit un excellent sucre. Le thé, *(thea bohea)* s'acclimaterait très bien avec le sol de l'Ile, j'en ai vu un très bel échantillon, cultivée par les soins de Mr. le commissaire des guerres CLARAC, homme infiniment instruit, qui par ses brillantes qualités sociales, se concilie l'estime de tous ceux qui le connaissent. Le colza, *(brassica napus)* est très abondant dans l'Ile, les habitans

(*) Je doute que le sol argileux et humide de l'Ile, soit convenable au pastel, mais on pourrait faire des essais.

tans en retirent une grande quantité d'huile par la pression de sa graine. Le terrain de l'Ile est très propre à la culture du peuplier (*populus fastigiata*,) ceux qui y croissent sont magnifiques, on devrait seulement avoir soin de les planter dans les lieux les moins exposés au vent ; le plantane (*plantanus orientalis*,) qui serait encore utile à la médicine, à raison de son écorce qui est un excellent tonique, devrait être transplanté dans l'Ile, il y acquerrait rapidement un volume prodigieux ; le tilleul, (*tilia Europea*,) et l'orme, (*ulmus campestris*,) devraient être et mieux soignés et rendus plus abondans.

Les sudorifiques les plus efficaces qu'on trouve ici, sont : les fleurs de sureau (*sambucus nigra l*,) la racine de bardanne, (*arctium lappa*,) celle de patience (*rhumex acutus*,) les tiges de douce-amere, (*solanum dulcamara*) ; les diuretiques, sont les racines du persil, (*apium petrocelinum*,) du roseau, (*arundo phragmites*,) d'asperges, (*asparagus offlis*,) de la garance (*rubia tinctorum*) (*) et de parietaire (*parietaria offlis*). la mauve, (*malva silvestris*,) et la guimauve (*althœa Offlis*,) sont deux plantes emolientes qui

(*) Les *Zélandois* preparent si bien cette racine pour l'usage de la teinture, qu'elle est supérieure à celle de la *Suisse*.

qui sont et très belles et très communes. Le trefle d'eau, (*menyantes trifoliata*,) le raifort sauvage, (*cochlearia armoracia*, et le *cochlearia offlis*,) se font très bien dans l'Ile, et sont de puissans anti-scorbutiques. Le terrain étant très productif on devrait naturaliser les trois espèces suivantes de choux.

CHOU DE LAPONIE.

Ce chou est très nourrissant et resiste aux froids les plus rigoureux; on sèmerait sa graine dans le printems dans un terrain bien préparé, on le transplanterait ensuite dans le mois de juin, à deux pieds de distance l'un de l'autre, on le sarclerait un mois après; ses feuilles pourraient être coupées jusqu'à trois fois en hiver.

CHOU BLANC DE STRASBOURG.

Cette belle espèce de chou est très abondante dans les plaines de l'*Allemagne*, il acquiert un volume prodigeux, et pèse ordinairement cent livres, on devrait le sèmer au printems dans un tems pluvieux; on le transplanterait de la même manière que le précédent, on se serviroit de ses feuilles en hiver; comme le froid lui est très contraire, il faudrait avoir soin de le couvrir en hiver d'une couche de terre ou de fumier.

CHOU

CHOU VACHE.

Cette espèce de chou est un excellent aliment en hiver; il engraisse les vaches, les chèvres, les oies, les canards, les poules; on sémerait sa graine dans le mois de juillet, on l'arracherait dans le mois de septembre pour le transplanter dans un terrain bien préparé; on se sert de ses feuilles en hiver, et on garde celles qui sont destinées à fournir la graine. Le sol de l'Ile est très propre à la culture du houblon, (*humulus lupulus*,) si la plantation de ce végétal etait soignée, l'Ile dans peu en produirait assez pour la confection de la bière qui pourrait se consommer dans son sein.

La bière, faite même avec l'eau de la citerne que je proposerai, est très salutaire et dans l'état maladif et dans l'état de santé; elle est diurétique par le moyen de l'orge et du houblon, et antiseptique par l'acide carbonique, SELLE a employé ce dernier gaz dans les fievres adynamiques. BEDDOÉS cite l'exemple d'un mal de gorge gangrèneux gueri par le quinquina infusé dans de la forte biere, et il attribue la guérison au gaz mentionné, le professeur VIGAROUS l'a employé avec succès en injection dans un cancer uterin; la pomme de terre (*solanum tuberosum*,) est très abondante dans le département et est de bonne qualité, je reviendrai encore sur ce dernier végétal.

ô For-

ô Fortunatos nimium sua si bona norint. (*)

Les végétaux indigènes, utiles à l'économie domestique sont : le bled, l'orge, le millet ; le chanvre et le lin pourraient s'y naturaliser, les choux blancs, rouges, frisés ; les poids blancs, bleus, verts ; les fèves, l'oignon, l'ail, la carotte, le navet, le salsifis, la scorsonère, la betterave, l'asperge qui a dans toutes ses parties plus de volume que celui de *France* (†), les épinards, le céleri, la laitue, les haricots, les melons ; l'artichaut pourrait s'aclimater avec le sol de l'île, ayant soin de le couvrir avec une couche de fumier pendant les froids rigoureux, &c. Les fruits sont : la pomme, la poire, la pêche, l'abricot, la prune, la cerise, la framboise et la fraise. Les plantes et les fruits sont plus gras et plus beaux que dans aucune autre partie de l'empire ; mais ils sont aussi plus aqueux.

CHAPITRE III.

PARTIE ZOOLOGIQUE.

L'île dépourvue de forets, de montagnes, de

(*) Virg. Georg.

(†) Voyez culture de la grosse asperge de *Hollande* 1783, par Mr. FILASSIER.

de rivières, de sources d'eau vive, ne présente pas un très grand intérêt au naturaliste; je vais jetter un coup d'oeil sur les animaux qu'elle contient; le loup, le renard, le sanglier, ne s'y trouvent point. Les riches pâturages rendent les bœufs et les vaches très abondants, les vaches exemptes de tout travail ne sont destinées qu'à fournir le lait qu'elles donnent à la quantité de deux ou trois seaux par jour; les bœufs sont grands et elancés, les vaches au contraire sont d'une petite stature, elles sont tachetées et accablées de maigreur, la chèvre est petite et de couleur blanche, elle est aussi très féconde en lait, les brebis et les moutons ne sont pas communs dans l'Ile, les chevaux originaires de l'Ile sont noirs, une très belle taille, une belle encolure, un regard farouche, une proportion dans leurs membres, beaucoup d'embonpoint et peu de vigueur, sont les qualités qui les distinguent; les chiens ont la taille des chiens-matins de *France*, aussi les habitans en retirent-ils de profit, attelés à de petites charettes, ils transportent à la boucherie des bœufs entiers, ils charrient toute l'année. L'oie et le canard domestiques n'y sont pas rares; les cygnes s'y acclimatent facilement. les poissons qui paraissent sur les tables, sont le sole, le turbot, l'anguille, la raie, le cabillaud, les huitres &c.

Les

Les maladies des animaux domestiques participent toutes du caractère muqueux ; malgré mes soins et mes recherches, je n'ai pu me procurer le moindre détail satisfaisant, sur leur methode curative.

CHAPITRE IV.

Constitution phisique et morale des habitans ; maniere de vivre ; costumes ; moeurs ; usages ; passions ; énumeration succinte des grands hommes qui honorent la Hollande ; *histoire abregée du peuple* Batave, *depuis son origine jusqu'à nos jours ; influence du gouvernement* Français *sur la* Hollande.

Figures grossières et rondes, nez gros et épatés, bouches grandes, soucils prominens et allongés, yeux enfoncés bleus ou gris, sans expression, chair epaisse, taille en general inférieure à celle de la femme, telles sont les qualités phisiques qui distinguent les habitans de l'Ile, ils sont tous très intelligens, il n'en est presque aucun qui ne connaisse assez de lecture, d'ecriture et de calcul, pour faire seul son

son commerce, sans aucun secours étranger. Les femmes ont leurs traits assez doux, elles sont retenues dans le calme par un sentiment de modestie. Leur teint est d'un blanc mat et sans énergie : le peu de charmes, que la nature leur a laissés, se trouvent dégradés par leur costumes ridicules. Les femmes de la campagne jouissent d'un embonpoint agréable, les roses de la beauté colorent leurs joues, et l'amour les anime. Les filles de la ville sont grêles, blafardes, la passion de l'amour jointe à une certaine coquéterie les rendent encore supportables; quelques années de mariage leur enlevent le peu d'agrément qu'elles avaient auparavant, alors leurs dents noircissent, et tombent, leur haleine devient puante, leur chevelure se dégarnit, leur embonpoint disparait, enfin, indifférence dans toutes leurs actions; point de feu, point d'enjouement. Les femme de l'Ile sont très peu réglées, d'apres des calculs assez exacts, et des informations que j'ai prises, tant auprès des femmes de la ville, qu'aupres de celles de la campagne, je me suis convaincu que les campagnardes perdent 6 onces et demie de sang, tandis que celles de la ville (toujours généralement parlant) n'en perdent que 5 onces dans chaque période menstruelle. L'habitant de l'Ile plutot pensif que reréfléchi, ennemi de la joie et des plaisirs, ami du silence et de la solitude, préfère pour ses habits la couleur noire à toutes les autres (*), il est costumé comme les prêtres de *France*, de grands chapeaux ou abattus, ou en trois angles, de longs habits sans collet, garnis de larges boutons, de culottes deboutonnées au jarret, de longs gilets sans collet, boutonnés par une double rangée de boutons très nombreux, les ceintures ornées antérieurement par trois ou quatre plaques en argent de la grandeur de la paume de la main, de très larges boucles en argent sur les souliers, composent leurs costumes. Ils ont leurs cheveux courts, et sont très portés pour les perruques. De grands chapaux de paille, de longs déshabillés pendant jusqu'à la partie moyenne des cuisses, des jupons nombreux pliés en haut, des souliers couvrant à peine les doigts des pieds, ornées d'une plaque d'or ou d'argent, imitant assez bien la figure du papillon, et d'autres plaques en or demi circulaires, attachées à la partie antérieure du front, sont les principales parties du costume des femmes.

Les

(*) J'approuve cet usage general de s'habiller de noir, on sait que le noir absorbe la chaleur; aussi les habitans de pays très chauds sont-ils dans l'usage de porter des vêtemens blancs.

Les hommes et les dames de la ville ont le costume Français. Celui qui veut peindre un peuple doit prendre le campagnard pour modèle; c'est sur lui qu'il observe la nature dans tout son jour.

Un pain grossier de froment, le lait, le fromage, le beurre, le thé, la pomme de terre, sont presques les seuls aliments de l'habitant de l'Ile. Presque tous les auteurs qui ont voulu depeindre le *Hollandais*, ont refusé à ce peuple tout caractere sociable, l'ont avili et lui ont fait un crime impardonnable d'aimer ses intérêts, ils ont dit que l'amour de l'or est sa passion dominante; et cette pretendue passion est devenu l'objet de leurs sarcasmes et de leur dérision. Le *Hollandais* est au contraire probe, doux, ennemi de la legereté, du pedantisme et de la fourberie, sa parole est sacrée. La passion de l'or reconnait une cause légitime, qui est la peine la plus rude et la plus penible, qu'a prise le *Hollandais* pour se procurer les moyens capables de maintenir l'existence et d'embellir la vie, elle a encore un but utile, qui est celui de conserver non seulement au pere, mais encore aux neveux les plus arrierés, les richesses amassées sur un sol ingrat, baigné par la sueur des habitans. Il n'a pas encore existé, et il n'existera

istera peut-être jamais de peuple plus industrieux, plus ferme et plus constant dans ses entreprises que le *Hollandais.* Quel courage! quel travail! de lutter sans-cesse contre les flots! de faire la conquête d'une partie de l'océan, de lui imposer des bornes par le moyen des digues, quelle noble hardiesse de commander à la mer de s'arrêter, en lui disant: tu n'iras pas plus loin, „ *nec plus ultra.*" La passion de fumer est très impérieuse, aussi les habitans de l'Ile ont-ils presque toujours leur pipe à la bouche; l'amour fait peu de victimes; ce n'est point par un morne silence, et par une gravité constante qu'on peut conquérir le cœur d'une belle. La passion bachique ne porte pas souvent l'homme au delà du besoin. Les fastes de la jurisprudence hollandaise ne sont pas souillés par ces crimes affreux qui deshonoraient autrefois *l'Espagne* et *l'Italie.* Graces à NAPOLÉON LE GRAND! l'humanité a repris tous ses droits.

Le sol de la *Hollande* a donné le jour à de grands hommes qui lui font infiniment d'honneur.

J'embellirai maintenant cette page des noms célèbres, qui de nos jours illustrent leur patrie. BRUGMANS un des plus beaux ornemens de la faculté de *Leide*, professe la botanique, la chimie et la pharmacie, ses vastes connaissances l'ont élevé au faîte des dignités et des honneurs, il a rendu de grands services à la médecine, à la chimie, à la pharmacie et à la physiologie vegetale. OOSTERDYK est un celèbre professeur de pathologie et de médecine. PARADYS, que la mort vient d'enlever, a professé avec gloire la médecine, l'histoire naturelle et la matière médicale. E. SANDIFORT professeur d'anatomie et de physiologie est un profond anatomiste, ses ouvrages anatomiques prouvent son extrême érudition. VAN GEUNS, celébre professeur de la faculté d'*Utrecht*, a donné le jour à plusieurs ouvrages, qui prouvent ses talens et son genie, on distingue les deux suivans: „ *tractatus de dissenteria*, ... *de eo quod vitam constituit*." BLEULAND, professeur de la même faculté, s'est fait distinguer par ses excellens traités sur l'anatomie pathologique, sur les vaisseaux capillaires &c. FREMERY, professeur de chimie; THOMAS A THUESSINK, illustre professeur de clinique interne à l'école de *Groningue*, YPEY, professeur de *Franeker*, distingué par ses traités de matière médicale, de physiologie et de chimie, et enfin le fameux VAN MAANEN, qu'*Amsterdam* s'honnore maintenant de posseder, et qui dans le tems a illustré l'école d'*Harderwyk*. BENNET, CUYPERS, SALOMON, RAUWENHOF, NIEUWENHUIS, ONTYD, VAN DEN BOSCH, &c pourraient encore être cités avec éloge. Le

Le savant poëte latin JACOBUS HENRICUS HOEVFFT de *Dordt*, immortalisera sa patrie, ses vers respirent la pureté, l'élégance et l'harmonie; les *Hollandais* peuvent maintenant se flater d'avoir un VIRGILE. En disant que ce poëte est le digne rival du chantre d'*Ausonie*, je rends à son mérite ce qui lui est dû, et je lui donne des éloges mérités.

Je me ferai un plaisir de citer BOERHAAVE, ce célebre professeur de l'école de *Leide*, qui recula les bornes de la chimie de son tems et agrandit le domaine de la médecine; les reproches qu'on lui a faits, dit le professeur PINEL, d'avoir abusé en pathologie des raisonnemens pris de la mécanique, ne doivent point faire oublier les services signalés, qu'il a rendus à l'humanité. DE HAEN, célebre disciple de ce grand homme, s'est fait distinguer par une érudition solide, il est à regretter qu'il n'ait vu partout qu'inflammation ou putridité, et qu'il ait été partisan outré de la saignée et de tout l'appareil antiphlogistique. Des célebres anatomistes, des savants phisiciens, des grands astronomes, des peintres fameux, des littérateurs distingués et deux autres grands hommes, se présentent maintenant en foule à ma pensée. RUYSCH, qui par ses injections merveilleuses et ses recherches infatigables, dé-

 mon-

montra la structure des vaisseaux lymphatiques, et l'existence de leurs nombreuses valvules; il lui fallait les plus vastes connaissances et toute la patience Hollandaise, pour penétrer dans des details si minutieux, et dans un dédale si tortueux. L'art des injectons lymphatiques était connu de DE GRAAF et de ZWAMMERDAM anatomistes Hollandais; mais nous devons à RUYSCH, la gloire de l'avoir perfectionné, ALBINUS et CAMPER ont rendu des services signalés à la chirurgie, et à l'anatomie comparée: RAU a été un fameux lithotomiste, ALBINUS avait calculé que ce chirurgien Hollandais avait fait à sa connaissance, quinze cents operations de la taille à 3000 francs chacune; il se cachait pour opérer et ne voulait souffrir aucun temoin, dans la crainte qu'on lui devinât sa méthode, il est à regreter que l'appat du gain ait souillé, la memoire de cet illustre chirurgien. L'anatomiste SABATIER a dit, „ si « la torture pouvait encore être permise, ce « serait quand un homme cache une décou« verte utile à l'état en danger, et à l'huma« nité en prises avec la douleur (*). Heureusement qu'une sage loi vient de prevenir un

(*) Voyez l'eloquent eloge historique de Mr. SABATIER, par le celebre baron PERCY.

un abus si avilissant. LEEUWENHOEK a été un savant physicien, on lui doit la gloire d'avoir perfectionné les télescopes, et les microscopes; HARTZOEKER, autre illustre physicien se distingua par l'invention de ses lunettes et de son miroir ardent; HUYGENS s'est rendu recommendable par ses grandes connaissances astronomiques; SPINOZA, FREDERIC RUISCH, GUILLAUME III roi d'*Angleterre*; ADRIEN I, PIERRE et HENRI CANISIUS. ERASME, cet illustre restaurateur de la sience latine, JEAN II ou HANS DE II, elegant poëte latin; ADRIEN JUNIUS, GROTIUS, JACOBUS EYNDIUS, savants antiquitaires; UITENBACH, JERONIMUS DE BOSCH et les freres BRUGMANS, qui se sont rendus celebres dans la litterature ancienne, et qui ont enrichi de notes très intéressantes, la majeure partie des poëtes latins. LAURENS COSTER inventeur de l'imprimerie, MURCIUS DOUZA, SIMON VAN DER DOES, le greffier SCHELLINGS, VAN DER VELDE, CORNEILLE ENGELBERT, LUCAS, OTHO, VAN DER WERF et JEAN BAAN, peintres célèbres; MELCHIOR LEYDECKER, qui a ecrit la Republique des Hebreux, et qui a vécu à *Middelbourg*, et enfin le celebre amiral DE RUITER, qui a reçu le jour à *Flessingue*, sont autant de personnages il-

illustres qui grossissent le catalogue des grands hommes qui honnorent la *Hollande*. Le Batave s'est fait distinguer dans son origine par des fréquentes et glorieuses conquêtes, il à même fixé l'attention de l'*Europe* entière.

Je vais jetter un coup d'oeil rapide sur l'histoire de ce peuple, depuis son origine jusqu'à nos jours. Les *Hollandais* ont été protégés par JULES CESAR, qui établit chez eux ses magasins et son armée, le séjour de l'armée Romaine servit à agrandir leurs connaissances, ils se déclarerent bientôt les ennemis des Romains, brulerent leurs vaisseaux sur le Rhin, prirent ceux qui pouvaient leur être utiles, mirent voile pour l'*Arragon* qu'ils pillerent entièrement, prirent ensuite *Syracuse*, en allant en *Afrique*, devasterent les côtes de la *Lybie*, firent une tentative sur *Carthage*, et se retirerent dans leur île, unis ensuite aux Saxons ils pillerent les côtes de la *France*. Au 3ieme siecle ils furent célébres par TACITE; au 9me siecle CHARLEMAGNE divisa la *Batavie* en marquisats, duchés et comtés, et fit fleurir leur commerce; au 11me siecle les *Hollandais* avaient une flotte de trois cents vaisseaux, ils repoussérent victorieusement les *Flamands*, qui voulaient s'emparer de leur île, et montrerent beaucoup de valeur et d'opiniatreté, dans l'expepédition des croisades, dans la prise d'*Alkazar* sur les *Sarasins* et dans la conquête de la *Dalmatie*. Au 13ieme siecle leur commerce fut riche et brillant; ils surent conserver leur neutralité et se concilier l'estime des nations voisines. Au 15ieme siecle le duc de *Bourgogne* leur accorda des privilèges et favorisa leur commerce, ensuite PHILIPPE II, fils de CHARLES V, contribua malgré lui à leur prospérité; vers la fin du 16me siecle les *Hollandais* établirent des colonies au *Cap de Bonne Espérance* dans les *Indes orientales*, et ensuite dans l'*Amérique méridionale*, ils nageaient alors dans l'abondance. Au 17me siecle ils disputaient aux *Anglais* le sceptre des mers; mais ensuite la fréquence des combats navals qu'ils soutinrent sous CHARLE II, et la mollesse qui les accabla insensiblement, porterent une atteinte considérable à leurs forces. LOUIS XIV s'empapa de la *Hollande* en 1672, le prince de *Brunswic* la soumit en 1788; c'est de cette époque que date la décadence de ce pays. Dans le rude hiver de 1794 et 1795 elle devint la proie des *Français*. Elle est maintenant réunie à l'Empire *Français*, divisée en 7 départemens, après avoir été érigée en royaume, toujours sous l'influence Française. Les combats que la *Hollande* avait éprouvés, la lenteur dans

les

les opérations de son ancien gouvernement, la perte de ses possessions en *Amerique* et aux *Indes Orientales*, les richesses qu'elle avait acquises, qui avait eteint dans cette nation la noble ardeur de vaincre, et l'amour des sciences et des arts, tout faisait pencher la *Hollande* vers sa chute, tout la menaçait d'une décadence complète, faisant maintenant partie du grand Empire, dans lequel les loix sont aussitôt exécutées que rendues, elle obtiendra un dégré de splendeur, de gloire et de noblesse qu'elle n'a jamais eu, et lorsque le fameux système continental aura produit l'heureux effet qu'il faut en attendre, et que le terrible trident de Neptune reposera dans les mains de NAPOLÉON LE GRAND, la *Hollande* retombera dans le sein des richesses; instruite des grands moyens de les conserver, de s'en montrer toujours digne et d'en faire un noble usage. La femme Hollandaise est assez portée aux plaisirs de l'amour. Les dames de la ville montrent beaucoup d'amour pour les sciences, aussi cultivent-elles les langues Française et Anglaise. Elles font un usage presque continuel du thé ou du caffé, en hyver la chaufferète ne quitte jamais leurs pieds; la passion de laver est une folie chez la femme, il en est beaucoup qui passent la journée dans l'eau,

mais

mais c'est le samedi qu'on voit ruisseler les rues et les maisons. La grande facilité avec la quelle les métaux s'oxident, et le bois se pourrit, est la cause de l'habitude de tant laver, une plaque de metal exposé à la cime du clocher de *Middelbourg* s'oxide assez promptement.

CHAPITRE V.

Climat; saisons; dégrés de température; météores; nature du sol; maladies qui suivent l'ordre des saisons; maladies endémiques.

L'hiver de 1811 à été chaud et humide; les deux premiers mois du printems de 1812 ont été froids et pluvieux, l'été actuel, froid et humide, offre une variation frequente et rapide. Le froid, le beautems, la pluie, les brouillards se succedent alternativement.

L'hiver est ici la saison de la santé et de la joie, l'hiver raréfie l'atmosphère, fixe les miasmes, leur enléve un dégré de leur activité et suspend les maladies. Le docteur MERTENS qui a décrit la peste de *Moscow*, et de l'empire *Russe*, dit que cette terrible maladie cessa entierement dans l'hiver, et qu'elle reparut dans

dans les fortes chaleurs (*). L'hiver arrête toute décomposition et toute effervescence, et imprime d'action du solide vivant, aussi dans les pays du nord, l'homme pousse-t-il plus loin sa carricre que dans les pays chauds, a moins qu'à l'exemple du celebre CORNARO on ne veuille se soumettre au régime le plus sévere, et qu'on ne veuille vivre, comme il l'a fait, la balance à la main. Dans de tels pays les femmes sont plus fécondes; dans l'*Amérique* et les pays très chauds, les femmes sont nubiles à 9 ans, et à 30 elles perdent entierement leurs droits à la maternité, jusqu'à l'entrée de l'hiver, l'indifférence, la paresse, l'apathie engourdissent l'habitant de l'île, lorsque l'Ile est couverte de glace, agilité, gaité, parties de plaisir, promenades sur la glace en patins (†), tels sont les agrémens de cette saison. Le climat est froid et humide, l'atmosphère éprouvé de si grandes variations qu'on ne peut jamais se promettre une heure de beautemps, au moment où l'on est dégoutant de sueur par un vent de S. S. E., on éprouve subitement un froid violent par un vent de nord N. O., la plus grande élévation de la mer, le

(*) Observat. medicæ, de febribus putridis, de peste.

(†) Chaussure de bois garnie par dessous d'un fer long.

le voisinage de ses nombreux lacs et marais entretiennent une humidité continuelle et occasionnent une pluie fréquente. En général l'été est très chaud (*), le printemps et l'automne très humide, et l'hiver très froid; c'est dans l'automne qu'on ressent toute la fureur et la violence des vents; autrefois plusieurs vaisseaux qui avaient passé et repassé le terrible cap *de Bonne Espérance*, venaient se briser contre les premieres rives qui les avaient vu partir (†). On a vu près de *Flessingue* de grands arbres déracinés. Les vents N. O., S. S. O. sont les plus fréquens; le tonnere ne se fait entendre que rarement, on ne l'entend que dans les violentes chaleurs de l'été. On observe des aurores boréales tant dans l'île que dans le reste de la *Hollande*, MUSSCHENBROEK en a observé dans toute la *Hollande*, jusqu'à 170, dans l'espace de 29 ans (§). D'après les expériences et les observations continuées avec le plus grand soin pendant 10 années consécutives, par Mr. PUYT de *Middelbourg*, amateur des sciences et des arts, il

(*) Les violentes chaleurs ne se font ici bien sentir que dans le mois d'août.

(†) Lettres sur la *Hollande*, tom. I.

(§) Voy. PINKERTON, élém. de géogr.

il conste que dans les chaleurs extrêmes, le thermometre de REAUMUR, exposé à l'ombre au N. O., s'est élevé à 20 dégrés au dessus de zéro; le même observateur l'a vu deux ou trois fois s'élever à 22 dégrés ½, à deux heures après midi, mais la chaleur est alors si excessive que personne ne peut sortir de sa maison. Dans les chaleurs ordinaires il s'eleve à 15 ou 16 dégrés. Mr. PUYT remarque que les hivers sont depuis quelques tems assez doux, il a observé que dans les froids les plus violens il s'est abaissé à 4, 5, 6 et quelque fois 8 dégrés au dessous de zéro, il ne l'a jamais vu plus bas que 12 dégrés au dessous du point de la congélation. Ces dernieres expériences ont été faites à 7 heures ½ du matin. Mr. DRYFHOUT a vu le même thermomètre, exposé dans son jardin, descendre à 15 dégrés au dessous de zéro.

Le sol de l'île est argilleux, mêlé de vase et bonifié par un fréquent engrais; il n'existe aucune preuve qu'il ait jamais été volcanisé, on n'y trouve ni *Jokuls* ou petits Volcans, dont il se couvre, ni même aucune source d'eau chaude, rien en un mot n'y décéle un foyer intérieur, le sol est plat sans collines ni bosselures, à l'exception des digues et des dunes; l'île dans le printems et l'été, presente à la vue une vaste prairie emaillée de fleurs,

et

et embellie par une prodigieuse quantité d'arbres fruitiers, par de nombreux bosquets à l'anglaise artistement taillés; les fermes, les maisons de campagnes et les chateaux ajoutent encore à ce ravissement, par leur élégance et leurs beautés. Dans un pays tempéré, lorsque l'année est bien constituée, c'est à dire, que l'hiver est froid et un peu humide, que le printems est un peu chaud et tempéré par les pluies douces et rafraichissantes, que l'été est chaud et sec, et que l'automne est froide et sèche, le tout avec modération; chaque saison emmène des maladies qui lui sont propres, et chacune en outre exerce une influence particulière sur un organe déterminé, alors les maladies inflammatoires paraissent au printems, les maladies muqueuses, pituiteuses, ou plutôt catharales se montrent en hiver, et les maladies bilieuses en été et en automne. Alors la poitrine est affectée au printems, le bas ventre en été et la tête en hiver. Mais ici à cause de l'anomalie fréquente de l'atmosphère et de l'humidité du climat, les maladies sont plus fréquentes, plus meurtrières, plus bisarres et plus irrégulières dans leur marche. „ mutationes anni temporum maxime pariunt morbos..... natura non amat saltus..... Hip." Les fonctions du système exhalant se trouvent

D fre-

frequemment lesées, aussi les rhumatismes, les catharres, &c., sont des maladies communes ; HALLER avait deja fait connaitre l'insalubrité de la *Hollande*, „ Batavia insalubris et brevis „ œvi." La constitution muqueuse, pituiteuse ou plutôt catharrale regne ici toute l'année ; la constitution inflammatoire ne s'y montre jamais, la constitution bilieuse n'y parait pas non plus, si on en voit quelques legeres traces dans les violentes chaleurs, elles ne se font remarquer que sur des sujets eminemment bilieux, et sont toujours compliquées avec la diathèse muqueuse, qui se trouve favorisée par tout ce que j'ai exposé relativement au climat. On entend par catharre la trop abondante excretion des mucosités à travers les petites ouvertures en forme de papille (*), et les follecules glanduleux qui tapissent les membranes muqueuses, et qui dans l'état de santé, versent un fluide qui les lubrifie et qui le preserve de toute irritation quelconque, une trop grande atonie qui est l'effet ou de la vieillesse ou d'une constitution particulière, ou d'une affection morale trop prolongée, déterminent un grand relachement dans les membranes muqueuses, d'où

(*) Vid. lieberkun de fabrica et actione intestinorum tenuium hominis, voy. nosog. phil. du professeur [illegible]

d'où il résulte une plus abondante évacution de la matière muqueuse, enfin une autre cause irritante qu'on doit rechercher dans la supression de la transpiration, où dans quelques qualités occultes et inconnues de l'air peuvent produire une plus copieuse évacuation de cette matière et emmener le catharre. Outre les maladies muqueuses qui règnent ici essentiellement, les fièvres intermittentes, sont endémiques, et commencent à exercer leurs ravages dans les violentes chaleurs de l'été; dans cette saison brulante, l'île en entier éprouve une effervescence générale, l'eau qui inondait les campagnes, est absorbée par les violentes chaleurs de l'été, cette eau nuit à la santé en relachant la fibre animale, et en la disposant à contracter les maladies propres à la saison. Les matières végétales, qui, jusqu'alors avaient été entièrement cachées par l'eau croupissante, sont en contact avec l'air et éprouvent l'action du calorique; il s'opère une putréfaction complète dans la matière gélatineuse, qui unit l'écorce à la partie ligneuse du végétal, (qui à son tour, éprouve ensuite une fermentation générale;) l'eau croupissante de l'Ile est très propre à dissoudre ce gluten, qui n'éprouve aucune altération dans une eau vive et trop courante, l'hydrogène et l'acide carbonique se repandent dans l'air, et il se dégage un nouveau gaz puant, que les chimistes croient être de l'hidrogène qui tient en dissolution de carbone, et qui paraît contenir en outre quelque chose d'huileux et de nature animale (*). Peu importe sa composition, il nous suffit de connaître ses effets délétères pour que nous travaillons à nous préserver de sa funeste atteinte. L'eau simplement réduite à l'état de gaz, ne peut produire la fièvre intermittente, puisque dans les pays montagneux l'atmosphère est sans cesse nébuleuse, et qu'on n'observe aucune de ces maladies. Si cela était l'air de l'Ile étant presque continuellement épais, il y existerait très peu de monde. La violence de la chaleur du jour favorise et opère le dégagement du gaz végétal, qui produit les fièvres intermittentes; mais cette même chaleur le raréfie et l'élève, vers les plus hautes régions de l'atmosphère; lorsque le soleil a disparu de dessus l'horizon, toute l'atmosphère et les miasmes qu'elle contient se condensent, ce gaz redescent vers la ter-

(*) Consultez le savant mémoire sur les effets des émanations marécageuses, par le célèbre professeur BAUMES; l'excellent traité des fièvres pernicieuses intermittentes, par le docteur ALIBERT; les leçons de l'école normale, tom. V, par l'illustre BERTHOLET, et le journal de l'abbé ROSIER, tom. II.

terre et s'introduit plus facilement dans le corps, 1.° à cause de sa proximation de la terre; 2.° à cause de l'atonie générale dont est frappée l'économie vivante; l'influence particulière de la nuit (*). Le défaut de l'impression excitante de la lumiere, la grande diminution de l'oxigène dans l'air (oxigène, qui est inspiré par les végétaux) la concentration des forces qui s'opère dans l'intérieur et le besoin enfin qu'a la nature de reparer par le sommeil, les pertes de la veille (†), sont autant de causes puissantes, qui débilitent nos organes et qui nous exposent dans ce moment à éprouver les funestes effets de miasmes flottans dans l'atmosphère. Les fièvres muqueuses et adynamiques, continues ou rémittentes, ataxiques, (§) les fièvres intermittentes, quotidiennes, tierces, quartes et rarement doubles tierces et doubles quartes, les pneumonies, les catharres pulmonaires, et suffocans; l'hydropisie, les dyssenteries, le scorbut, la teigne, sont les maladies qui se montrent dans toutes les saisons de l'année. Mais j'ai observé

(*) Voyez mon essai sur le sommeil et la veille.

(†) *Quod caret alterna requie durabile non est,*
Hæc reparat vires fessaque membra levat.
Herot. Epist. IV.

(§) La fievre pernicieuse continue se montre dans les grandes chaleurs.

vé que les dyssenteries, les pneumonies, les hydropisies, et les fièvres adynamiques disparoissent, lorsque la température devient très froide : l'hiver de 1812 ne s'étant presque pas fait sentir, ces maladies n'ont pas discontinué de se montrer dans les hôpitaux avec la plus grande intencité. La petite vérole a fait ce printems de grands ravages à *Flessingue*, j'en ai vu un seul cas à la campagne, et il en a paru deux ou trois à l'hôpital ; il faut espérer que la vaccine, propagée par les soins de Mr. le baron PYCKE, extirpera entièrement de l'île cet horrible exanthême, qui ne pourra bientôt se réfugier dans aucune partie du monde civilisé.

SECTION SECONDE.

CHAPITRE I.

Exposition clinique des principales maladies que j'ai observées dans les hôpitaux de Middelbourg, *depuis l'automne de* 1811 *jusqu'au milieu de l'été de* 1812 (*).

FIÈVRES ADYNAMIQUES.

L'hiver passé et les deux premiers mois de l'é-

(*) On verra à la fin de l'ouvrage, et par ordre alphabétique, l(e)

l'été actuel, sont les saisons dans lesquelles ces maladies se sont le plus fréquemment montrées à mon observation. Les fièvres adynamiques que j'ai observées participaient du caractère muqueux, elles observaient un type continu ou rémittent. Je ne pouvais pas m'assurer des premiers symptomes chez tous les malades; puisque la plupart ne m'étaient portés à l'hôpital que trois ou quatre jours après l'invasion de la maladie, et très souvent même plus tard. Dans le principe, dégoût pour les alimens, insomnie, inquiétude, ennui insurmontable, recherche et amour de la solitude; peu à près l'adynamie se manifestait, et j'observais alors les symptomes suivans, que j'ai copiés sur les malades, douleur errante à la région épigastrique, pouls faible et fréquent, chaleur mordicante, face colorée, langue, ou rouge ou comme rôtie, ou entièrement noire, amertume de la bouche, vomissemens fréquens, hémorragie nasale, chûte des forces; tous ces symptomes allaient en augmentant jusqu'au neuvième ou onzième jour à cette époque, langue et intérieur de la bouche sèche et noire, et quelquefois seulement

le catalogue des principales formules employées, chaque chiffre correspondra à celui de la formule. C'est pour les médecins civils.

ment d'un rouge foncé, impossibilité au malade de sortir sa langue de la bouche, rebords noirs très épais sur les dents et les lèvres, pouls à peine sensible, et s'éteignant sous la pression du doigt, yeux presque inanimés et enfoncés dans les orbites, délire continuel, sourd et entrecoupé, quelque fois déjections noires infectes et involontaires, convulsions des lèvres, carpologie, paroxisme à l'entrée de la nuit : lorsque la fièvre adynamique était compliquée dataxie, outre ces symptômes, délire furieux au point de faire échaper les malades de leurs lits, pouls fréquent, yeux rouges, étincelans, regards farouches, trismus, aphonie, déglutition pénible, tels sont les symptomes que j'ai exactement copiés sur les malades. Cette maladie prenait souvent le type quotidien.

CAUSES.

L'humidité et l'insalubrité de l'air, l'atonie particulière des soldats, la nostalgie ou d'autres affections morales tristes (*), et enfin un mi-

(*) C'est dans ce vaste hôpital, que je me suis entièrement convaincu, de l'influence du moral sur le physique; quoique ce point important de physiologie ait été savamment expliqué par les célèbres, HALLER, CABANIS, DUMAS, BARTHES, RICHERAND et d'autres, j'ai observé qu'il mourait au moins dix réfractaires contre un espagnol ou un soldat de troupe de ligne.

miasme particulier, que nous ne connaissons pas par sa nature, mais bien par ses effets, etaient autant de causes occasionnelles et determinantes qui donnaient lieu à la fièvre adynamique, en portant atteinte à l'irritabilité musculaire et à la vie particulière qui anime les fluides (*).

La

(*) Ce mot, vie des fluides, choquera peut-être l'oreille du theoricien, partisan outré du solidisme. Le sang tiré de la veine d'un pleuretique, ressemblant, comme je l'ai vu moi même dans ma pratique civile, et comme l'a observé le grand SYDEMAN, a de véritable suif fondu, (ce n'est pas toujours entièrement l'effet, ou de la maniere avec la quelle on a ouvert le vaisseau, ou de la capacité du vase, ou de la fixation de l'oxigène), le sang tiré de la veine d'un homme bien portant, peut bien presenter un coagulum particulier; mais il n'offrira jamais les caractères de dégéneration du précédent; la decomposition de ce liquide dans la 3me periode du scorbut; de la phthisie, et de toutes les maladies cachectiques; les polypes sanguins dans le coeur et les gros vaisseaux; la formation des môles à la suite des longues suppressions menstruelles; le cylindre concret de sang qu'un chirurgien d'après STHAAL, tira de la veine d'une jeune fille, après avoir ouvert le vaisseau longitudinalement (1) les fausses membranes qui se forment dans le croup, et sur la fin des dyssenteries; tous ces faits ne prouvent-ils pas au médecin instruit et impartial, que les liqueurs animales jouissent d'une vie particulière qui leur est

(1) *Voy. cours élémentaire de maladies des femmes, par le celebre* VIGAROUS, *professeur aussi estimable par ses talens, que précieux par l'aménité de son caractère.*

PRONOSTIC.

La terminaison complète de ces maladies s'operait, au 21me, 27me, ou au 36me jour. Si après le 9me jour, les symptômes ne perdaient pas de leur intensité, si le coma et les dejections persistaient, s'il survenait de sueurs froides, „ *in morbis acutis extremarum partim « frigus, malum* (*)," ainsi que le hoquet, la mort était prochaine, elle moissonnait le sujet le 11me ou le 16me jour. STHOLL, regarde un oeil fermé et l'autre ouvert, comme un symptome mortel ; j'ai observé ce symptome chez un soldat, qui après la guerison complette d'une dyssenterie, apprit par

est propre, qu'elles tendent à s'organiser, et que même dans l'état de vie, elles peuvent perdre une partie de la cohésion, qui unie leurs molécules intégrantes, soyons ennemis de tout système tout seduisant qu'il nous paraisse, et reconnaissons la vie, ainsi que la cause des maladies, et dans les solides, et dans les liquides (1). Chaque molecule organique de l'économie vivante est douée d'une vie particuliere, et c'est de l'ensemble de toutes ces vies particulières, que resulte la vie générale de l'individu.

(*) Hip. aph.

(1) *Le sang possede une chaleur qui dans l'homme s'élève à 32 dégrés, le celebre restaurateur de la pharmacie Française Mr.* PARMENTIER, *et le savant* DEYEUX, *ont devoilé toutes les proprietés chimiques du sang, et ne laissent rien à desirer sur une si importante matiere. (Voy. memoire sur le sang par* PARMENTIER *et* DEYEUX.)

par une lettre la mort de sa mere, insensiblement perte d'appétit, amour de la solitude, air morne et silencieux, ensuite les symptomes adynamiques se manifesterent avec la plus grande intencité, au 6me jour de la maladie l'oeil droit se ferma avec une telle force, qu'il aurait été très difficile de l'ouvrir; il succomba au 16me jour de sa maladie, malgré l'emploi assidu des anti-septiques les plus décidés.

Les parotides survenaient quelque fois au 8me, 11me, 14me ou 19me jour de la maladie, sur plus de 1800 fièvres adynamiques, je ne les ai observées que très rarement, l'une se termina par suppuration, et les autres par résolution: aucun malade ne succomba, parce que, à leur apparition tous les symptomes présentaient un aspect plus favorable, je crois qu'on peut dire des parotides que dans quelque tems de la maladie qu'elles paraissent, elles sont favorables, si elles allégent les symptomes, et qu'au contraire elles présentent une issue funeste, si elles rendent l'état du malade plus allarmant. Les praticiens sont divisés, les uns sont portés pour la suppuration et les autres au contraire pour la résolution, quand à moi, je les faisais couvrir dans le principe d'un cataplasme emollient, et si dans quelques jours elles persistaient à être toujours dures, je les confiais aux soins de la la nature. La complication de l'anasarde avec la fièvre adynamique, lorsqu'elle est dans son plus haut dégré d'intensité, était toujours mortelle. Un chasseur Napolitain, pionier colonial, fut pris tout d'un coup d'une anasarde, au 18me jour d'une fièvre adynamique, la tuméfaction générale de son corps offrait un aspect vraiment horrible, les potions toniques antiseptiques 1 données à la dose de deux, ainsi que quatre onces de vin cordial 2 dans la journée, le vin scillitique 3 pris à la dose de 2 onces le matin à jeun, l'acetate de potasse, qui aiguisait sa boisson ordinaire, à la dose d'un gros, furent autant de moyens, qui, à mon grand étonnement triomphèrent de la maladie. Je dois observer que dans ce cas, les symptomes adynamiques, avaient presque entièrement disparu. Mon pronostic était au contraire favorable, lorsqu'après le 8me le 11me ou le 14me jour, la langue devenait plus humectée, qu'elle n'était pas d'un noir si foncé, qu'elle devenait rougeatre sur ses bords, que le coma s'allegeait insensiblement, que le pouls se ranimait, que la surdité survenait, (ce que je n'ai pas souvent observé,) et que de malade enfin reprenait l'usage du sentiment.

Il n'est pas aussi aisé comme on pourrait le croire, de porter un pronostic toujours vrai, principalement dans les fièvres adynamiques, sem-

semblable à une lampe, qui laisse jaillir quelques rayons avant que de s'éteindre, le malade revient souvent à lui même, mais souvent cet espoir trompeur précède sa destruction prochaine. Le célèbre FIZES, (qui a fait tant d'honneur à la faculté de *Montpellier*, et qui a été si fameux dans la science des pronostics,) avait pressenti la difficulté de porter un pronostic toujours vrai, lorsqu'il a dit: „ *unde in febri-*
« *bus cautus semper sit medicus, in prognosi*
« *ferenda, verum illa dubitatio nihil ægro offi-*
« *cit cum per symptomata quæ apparent dirigatur*
« *semper curatio* (*)."

MÉTHODE CURATIVE.

Chasser les matieres saburales qui croupissaient dans les premieres voies, ranimer les forces conservatrices de la vie, menacées d'un anéantissement imminent: telles étaient les principales indications qui se présentaient à remplir, l'amertume de la bouche, la saleté de la langue, les douleurs errantes à la région épigastrique, m'indiquaient assez le besoin d'un vomitif, outre l'évacuation des matieres que provoquaient les vomitifs, ils favorisaient les mouvemens de la nature, qui, comme l'a observé

(*) Tractatus de febribus, page 54.

vé le célèbre GRIMAUD, se portent vers les parties supérieures dans les commencemens des maladies, et sur les parties inférieures vers la fin, les vomitifs avaient en outre la propriété de déterminer dans l'économie vivante, une excitation générale, qui devenait salutaire; ils prévenaient en outre les dévoiemens qui ont ordinairement lieu dans le déclin des maladies; aussi ai-je presque toujours vu succomber ceux auxquels je ne pouvais administrer ce moyen salutaire. Les vomitifs étaient aussi utiles que les purgatifs auraient été nuisibles. Je puis certifier que dans aucune maladie je n'ai jamais purgé, l'eau d'orge stibiée et oximelée, la diète, les lavemens, ont été mes seuls purgatifs. J'étais dans l'usage d'ordonner dans quatre onces de tisane commune, 4, dix huit grains d'ipecacuanha et un grain de tartrite antimmonié de potasse, la tisane commune était la boisson ordinaire du malade, une potion anodine 5 ou quatre onces de vin camphré, 6, si l'adynamie était bien prononcée, était prescrite vers le soir: ordinairement le vomitif avait produit un amendement bien sensible, ensuite les vésicatoires comme rubéfians, répétés autant de fois que la chûte des forces et l'affection soporeuse paraissait l'indiquer, les potions toniques anti-septiques, 7, donnés à la dose de deux

dans

dans la journée, avec un julep camphré et nitré le soir, 8, les bols camphrés et nitrés, 9, le quinquina en poudre donné à la dose de deux gros dans quatre onces de vin, repété dans la journée autant de fois que la gravité du mal l'exigeait, les vins camphrés et cordiaux, donnés à la dose de deux onces, l'eau d'orge stibiée et oximèlée suivant le besoin, et ensuite la tisane aperitive nitrée, 10, ou la limonade vineuse, l'usage journalier du vin, et la diète absolue, étaient les secours les plus efficaces pour combattre l'adynamie, et qui me couronnaient d'un plein succès, surtout lorsque le malade avait été apporté à tems à l'hôpital, et lorsqu'il n'avait été épuisé par aucune maladie antecédente.

Les succès brillans et reitérés que j'ai vu resulter de l'application des vésicatoires, tirés des mouches cantharides, m'obligent à entretenir un moment le lecteur au sujet de ces salutaires revulsifs. Les vésicatoires sont des moyens puissans dans cette île, où toutes les maladies sont muqueuses, où les forces toniques sont debilitées et par l'influence du climat, et par la nostalgie qui ronge l'espece de soldats qui viennent à l'hôpital; dans les maladies qui sont essentiellement bilieuses, les vésicatoires des cantharides, sont nuisibles en ce qu'ils ne ne tendent qu'à augmenter l'érétisme des solides. Dans des maladies pareilles, on observe sur la fin, une décomposition presque complète des solides, ce qui contre-indique de pareils vesicans. TISSOT, HILLARI, VAN SWIETEN, QUARIN, STOLL et ROUCHER, en ont vu résulter de très mauvais effets dans de pareilles maladies.

La methode excitante est donc la seule qui convienne dans cette île, et la methode antiphlogistique doit être toujours sevèrement proscrite, l'influence des constitutions des saisons du pays, du climat, des vents, est une cause puissante, qui doit faire varier la methode curative, les vents N O., S. S O., le voisinage des marais, la plus grande élévation de la mer, l'air presque continuellement épais, rendent la constitution muqueuse, stationnaire dans l'Ile, et cette constitution est portée à un si haut degré, que pour peu qu'une maladie traine en longueur, elle dégenère en fièvre hectique ou en marasme ; la fièvre adynamique par elle même, causée par une perte d'action dans les solides, et dans les liquides, ne demande que la methode excitante ; les complications seules font varier le traitement, Mr. le docteur ROBERT, savant praticien, avantageusement connu par son *manuel de santé*,

vou-

voulant suivre en arrivant à *Paris*, la méthode stimulante, qu'il venait de voir mettre en usage par les médecins de *Montpellier*, contre les fièvres adynamiques, perdit 16 ou 17 malades, le 18me était un duc et pair, il se dit, « si celui ci périt encore, ma réputation est per« due (*)." Il résolut d'abandonner cette pratique, il saigna 3 fois, et guérit le malade, depuis lors, la plebotomie le couronna de succés dans ces maladies ; Mr. ROBERT se déclare hautement contre la méthode de *Montpellier*; lorsqu'il dit : ,, j'avoue que j'ai envoyé beaucoup « de malades dans l'autre monde pour avoir sui« vi la methode de *Montpellier* (†)," je ferai voir plus bas, que la méthode de *Montpellier* est très juste, très lumineuse et tres philosophique.

Il n'est que le médecin enflammé de la gloire de son art, et animé du zèle le plus ardent, pour l'avancement de la science, qui publie ses succès comme ses revers, nos plus grands maitres nous en ont déja donné l'exemple. La plupart des praticiens nous ont instruit sur leurs bonnes réussites, mais ils se sont tûs sur les cas dans lesquels leurs efforts

(*) Voy. manuel de santé I part. p. 116.

(†) Voy. ouvr. cit. p. 111, même volume.

forts ont été impuissans, ici s'offre l'occasion de citer l'illustre PY de *Narbonne*, dont les grands talens ont devancé l'age, qui ayant vu succomber deux de ses malades atteints d'une fièvre catharrale maligne, (*catharro ataxique*) quoique son traitement eut été très eclairé et bien conduit, proposa à la savante société de medecine de *Montpellier*, de donner pour prix, le sujet de cette fièvre considerée sous tous les rapports possibles, et de trouver pour la combattre, un remede qui fut aussi efficace que le quinquina l'est dans les fièvres intermittentes. La proposition fut acceptée, et le secretaire perpetuel, le celèbre professeur BAUMES, qui contribue tous les jours à augmenter l'éclat de la medecine pratique, ne manqua pas de donner des eloges à la philantropie du docteur PY. L'experience journalière jointe à l'autorité d'HUXAM, de PRINGLE et de plusieurs autres, prouve que la saignée est très contre-indiquée dans l'adynamie, en ce quelle tend à anéantir les forces toniques, et à hater la destruction complète du malade, le praticien BOUCHER de *Montpellier*, sur quatre mille malades atteints de fièvre adynamique, n'a vu que quelques cas particuliers qui necessitassent la saignée, cette operation n'est utile que lorsque la fièvre inflammatoire complique la fièvre ady-

adynamique, STOLL, SELLE et PINEL, ont observé une pareille complication. Chaque maladie doit être considerée, non suivant sa dénomination, mais selon la nature, la cause, le climat et les symptomes particuliers qu'elle présente (*), la considération du lieu que l'on habite, est d'une si grande importance, que la même méthode curative, qui convient dans un lieu, ne convient pas dans l'autre pour la même maladie, ce serait folie s'écrie le célèbre CIMS, de vouloir rendre générale dans tous les climats, un même traitement, qui réussit dans un lieu particulier, autant vaudrait supposer que les plantes de la zone torride, doivent fleurir dans le *Groenland* par la même culture, que de vouloir faire adopter dans tous les pays, une méthode uniforme de traitement, pour toutes les fièvres adynamiques. *Montpellier* est situé au sud; les hivers y sont très doux, l'automne très pluvieux, et l'été très chaud, les vents S. S. O. dans l'été, et ensuite le N. O. y sont les plus communs. La diathèse muqueuse est stationnaire dans cette ville pendant l'hiver,

(*) La renommée publie tous les jours les succès éclatans de la méthode excitante, mise en usage à *Breda*, par mon confrère et ami, Mr. le docteur PLANCHEN, praticien digne d'être placé à coté des grands hommes, que j'ai déja cités.

ver, le printems et l'automne, et dans l'été, elle complique encore les maladies bilieuses, ce qui est prouvé par une très longue expérience, et par les brillans succès qu'obtiennent les medecins de *Montpellier*, dans le traitement de ces maladies. *Paris* au contraire est situé au N. O., les hivers y sont très froids; ensuite l'air est tempéré, les vens N. N. E., et S. S. E. dans l'été, y sont les plus fréquens, on ne trouve donc pas étonnant que les maladies inflammatoires ne régnent à *Paris*, et qu'elles ne compliquent les maladies régnantes, l'heureuse pratique des medecins de *Paris*, l'autorité des plus grands hommes qui y ont fait la medecine, l'histoire de diverses epidémies de fièvres, essentiellement inflammatoires ou compliquées avec la fièvre inflammatoire (*), certifient assez ce que j'avancé. Louons donc la méthode stimulante des medecins de *Montpellier* (†), trouvons donc la, et très philosophique et très bien appropriée à toutes les circonstances; et trouvons également la méthode de *Paris*, et très juste et très sage. Au rapport d'asclepiade, les habitans des bords

---

(*) Voy. GRIMAUD, cours complet de fièvres.

(†) Le tartrite antimonié de potasse, le quinquina, le camphre, les acides, les alkalis, le vin, les vésicatoires, sont les bases de cette méthode.

bords de l'*Ellespont*, exposés aux vens froids et secs du N. N. E., se trouvaient mieux de la saignée, que les peuples d'*Athenès* qui etaient au midi sous un ciel chaud et humide (*). « *Inspicere oportet itaque, regionem et tempus* « *et ætatem, et morbos in quibus convenit aut* « *non* (†). »

Cette influence est si grande que toutes les pneumonies, par exemple, que j'ai traitées dans mon pays, qui, quoiqe exposé au sud, est très froid, parce qu'il est entouré de forets et de montagnes très elevées, et qu'il est battu par l'aquilon, que les pneumomies, dis-je, demandaient la saignée souvent repetée, et abondante (§), et tout l'appareil anti-phlogistique, tandisque toutes celles que j'ai traitées dans les hopitaux de *Middelbourg* ne cedaient qu'aux vomitifs, qu'aux expectorans et aux vesicatoires. Je n'ai jamais prescrit la saignée dans les fievres adynamiques, l'application des sangsues au malléoles ou aux tempes suffisait, lors-

(*) Vid. Cœlius Aurelianus de morbis chron. et acut.

(†) Vid. Hip. Aph. II, sect. 1.

(§) Entre autres nombreux exemples, je me rappele que conjointement avec mon pere, je parvins à soustraire *Jean Galinié* de la métairie dite *Acodebosc*, à une pleurésie, qui était à son 8me jour, et qui nous parut mortelle, en lui tirant plus de 40 onces de sang en diverses reprises.

lorsqu'il y avait complication. Ce n'est que par un vomitif, de quinquina donné à très haute dose, et de toutes les manieres, les acides mineraux, le camphre, les vésicatoires appliqués aux bras et aux jambes, que je parvins à soustraire à une mort inévitable, mon beau pere, atteint d'une fievre catharro-ataxico-adynamique qui excerçait ses premiers ravages sur le cerveau, et qui fut épidémique à *St. Pons*, labastide, *St. Amans*, castres, à l'époque du premier passage des *Espagnols*, venant de Roses, dans les quatre premiers jours délire continuel et souvent furieux, pouls petit et acceleré, bouche aride, yeux agards, du 6me jusqu'au 15me jour, affection comateuse profonde, face cadavereuse, langue noire et dificulté de la sortir de la bouche, yeux presque fermés, pouls très faible et s'effaçant sous la pression du doigt, et souvent hoquet, que je combattais par la liqueur d'Hoffman à haute dose et souvent répétée, pissement involontaire du sang, expectoration sanguinolente, plaie des vesicatoires sphacelée. 6 Malades qui furent à cette époque traités par les purgatifs, moururent dans la même semaine, quoique Mr. le docteur CORBIERE, praticien d'un très grand mérite, eut instruit les officiers de santé, sur cette nouvelle maladie.

Lors-

Lorsque la fièvre adynamique se compliquait d'ataxie, ou que j'avais à traiter une véritable fièvre ataxique, je prohibais le quinquina en substance, pendant tout le tems que j'observais des symptômes d'excitation, j'avais recours aux sinapismes, aux potions anti-septiques camphrées et éthérées, aux décoctions de quinquina acidulées, ou alcoholisées, aux juleps anodins, aux bols camphrés et nitrés, au demi lavemens de quinquina camphrés, que je prescrivais aussi dans la fièvre adynamique. Les moyens prescrits, soit dans la fièvre adynamique, soit dans la fièvre ataxique, étaient continués jusqu'à ce que les symptômes adynamiques et ataxiques eussent entièrement disparu. Les alimens tantôt gras, tantôt maigres, et dont la quantité était proportionnée aux forces du malade, étaient continués jusqu'à un parfait rétablissement.

La fièvre essentiellement ataxique, s'est montrée très rarement, je n'ai que sept observations sur une maladie, si effrayante, cinq ont été victorieusement combattues par un traitement à peu près semblable à celui que je viens d'exposer, quand aux deux dernières, un soldat mourut dans les convulsions les plus affreuses, après avoir manifesté mille symptômes disparates, après sa mort son visage était d'un rou-

rouge pourpre, et sa tête qui avait été horriblement tuméfiée avant sa mort, s'ouvrit et donna issue à une abondante quantité de matiere séreuse; le dernier après avoir été traité d'une fièvre intermittente bien guerie, contracta la gale, le chirurgien qui le traitait de cette affection cutanée, combattit parfaitement bien par un vomitif, quelques symptomes gastriques qui se présenterent dans le traitement anti-psorique, la maladie ne cédant pas, le militaire me fut envoyé, par le traitement ci-dessus indiqué, je parvins à combattre victorieusement cette maladie, sa convalescence fut très longue et très pénible, et il survint ensuite une phthisie pulmonaire, qui moissonna le malade, après l'avoir entiérement décharné.

La fièvre ataxique est une maladie essentiellement nerveuse, sa cause déterminante essentielle n'est point encore bien connue, elle parait avoir son siege dans le cerveau, aussi ce viscère est-il sans-cesse menacé de convulsions, et d'une congestion mortelle.

FIÈVRE DE WALCHEREN.

La fièvre de *Walcheren* est une fièvre muqueuse intermittente, qui régne toute l'année dans cette Ile, et qui prend presque toujours le type quotidien et quarte.

La marche de cette fièvre est très lente, elle est cruelle à cause de la grande atonie des habitans, ce qui provient de leur mauvaise maniere de vivre, de l'humidité constante du climat, et à cause de leur négligence à la faire traiter, je dois avertir que le quinquina est presque en horreur, et que ce n'est que par le lait battu, et de déluges de boissons purgatives et amères, qu'on prétend combattre une maladie qui, à la longue, devient si redoutable, j'ai toujours vu que les *Français* qui se nourrissaient bien, ne la contractaient pas, ou du moins qu'ils s'en debarrassaient facilement, s'ils lui opposaient un traitement approprié.

Je vais faire quelques réflexions sur cette fièvre, sur les différences qui la caracterisent, et sur les types qui lui sont les plus familiers.

La fièvre de *Walcheren*, lorsque dans le principe, n'a pas été traité hardiment et suivant les vrais principes, ou si après sa disparition, le corps se trouve débilité, par un mauvais régime, par des alimens indigestes, ou par l'impression de l'humidité, recidive ensuite pendant deux et même trois années consecutives, et finit par eteindre la vie du sujet, par le moyen des obstructions, des hydropisies, et des fièvres hectiques. Un de mes confrères la gardée pendant 18 mois, elle disparaissait lorsqu'il était évacué sur le continent, et reparaissait en rentrant dans l'île; il est maintenant parti pour l'armée sans en être guéri; j'ai vu plusieurs soldats, qui après avoir été sans fièvre pendant les trois ou quatre mois de leur évacuation, éprouvaient des rechutes les deux ou trois premiers jours de leur rentrée dans l'île. La fièvre de *Walcheren* diffère-t-elle des autres fièvres intermittentes des pays tempérés, pour guérir radicalement de cette fièvre, faut-il quitter l'île, ou faut-il au contraire y rester jusqu'à la guérison: telle est la question que je me propose et dont je vais donner rapidement la solution. Les fièvres intermittentes qui règnent dans les régions tempérées, se terminent ordinairement au septième accès, à l'aide de quelques amers indigènes et sans quinquina. „ *Tertianæ exquisitæ in septem circuitus* „ *ad summum judicantur* ". *Hip.* La fièvre de *Walcheren* au contraire ne guérit jamais radicalement d'elle seule; car si dans le principe elle n'a pas été traitée avec la plus grande célérité, et par le moyen de grandes doses de quinquina, elle devient presque toujours à la longue mortelle, en occasionnant les maladies ci-dessus mentionnées. Les autres fièvres intermittentes sont presque toujours légitimes, et et observent le type tierce ou double tierce. La fièvre de *Walcheren* est très souvent bâtarde, n'observant aucune règle constante, ni dans sa marche, ni dans ses paroxismes, elle se revêt du type quotidien et quarte. Dans les autres fièvres intermittentes on doit cesser l'emploi du quinquina, lorsque la fièvre a résistée à une certaine dose de cette écorce, redouter comme, le prétendait FOUQUET, quelque irritation dans les viscères et avoir recours aux anti-phlogistiques. Les autres fièvres guérissent enfin à la longue d'elles mêmes, où par le changement du climat, ou même après l'usage infructueux du quinquina. Si au contraire on ne guérit pas de la fièvre de *Walcheren*, avant de quitter l'Ile, on est presque sûr de devenir hydropique, hectique ou d'avoir des obstructions, et de traîner une malheureuse existence, que la mort vient enfin terminer. On sait qu'après la disparition de la fièvre intermittente, la moindre cause débilitante, telle qu'une vive affection de l'ame, des alimens indigestes, l'impression du froid, de l'humidité, suffisent pour ramener une rechute, la fièvre a été contractée dans une atmosphère débilitante, l'économie animale est déjà habituée à son impression, c'est dans cette même atmosphère qu'il faut combattre cette affection

mor-

morbide, avec toute la promptitude et toute la méthode qu'elle exige, les vomitifs, le quinquina à grande dose, dans le principe, l'habitation d'un lieu élevé et sec, la précaution de tenir le corps chaudement, un régime tonique et sec, composé de viandes tendres blanches, grillées ou roties, l'usage du bon vin, les frictions sèches, les promenades dans les beaux jours, la fermeté de l'ame, sont les moyens puissans, à l'aide desquels on combattra la fièvre, et on préviendra l'influence asthénique du climat. Si par pusillanimité on va sur le continent à la première maladie que l'on éprouve, l'impression d'un air plus vif et plus tempéré, détermine, il est vrai, une excitation favorable dans l'économie vivante, et produit quelques fois d'amendement, mais si ensuite on est obligé de revenir dans l'Ile, même après la guérison, la nouvelle influence de l'atmosphère de l'Ile, détermine un relachement, une atonie, contre lesquels le systême animal ne peut réagir convenablement, l'affection nerveuse propre, à déterminer les fièvres intermittentes, s'éveille et occasionne une rechute immanquable. Je pourrais citer une infinité d'exemples pour prouver ce que j'avance. Combien de *Français* n'y a-t-il pas dans l'Ile, et combien n'en ai-je point connus, qui, ont été évacués plusieurs

sieurs fois sur le continent, qui sont faibles, valétudinaires, et qui tous les ans, ou même toutes les fois que le tems éprouve des variations trop brusques, ont une rechute ? Combien n'ont-ils pas été radicalement guéris dans les hôpitaux ? Combien n'ont-ils pas été guéris dan l'Ile, et qui par une observance exacte des lois hygiéniques et diètetiques, ou d'un bon régime, n'ont jamais éprouvé de rechute ? D'après ces observations qui émanent toutes de l'expérience et de la vérité, je conseille toujours de se guérir dans l'Ile. La précaution d'aller ensuite passer quelques jours sur le continent, (si toutes fois c'est possible,) dans l'intention de recréer le moral, pourrait être de quelque utilité.

TYPE QUOTIDIEN.

GALIEN, FERNEL, PLATERUS, WERLOOF, MUCURIALIS, nient l'existence de la fièvre quotidiène, RIVIERE sur six cents malades en a vu un seul cas, BRENDEL, SAUVAGES, ETMULLER, NENTER, SENAC, HOFFMAN, STAAL, SENNERT, FIZES, BURSERIUS et PINEL, admettent comme très certaine l'existence de la fièvre quotidiene. „ *Ergo datur révérâ febris quotidiana intermitens; licet febribus cœteris intermitentibus rarius in praxi* « *ob-*

« *observetur* (*). » Si mon observation peut engendrer une pleine et entiere conviction. Je puis certifier que la fièvre quotidiene est très commune dans l'hôpital, et que les fièvres doubles tierces et doubles quartes sont si rares, que je me dispenserai d'en parler, en vain quelque medecin théoricien qui n'a jamais vu de malades, voudrait-il dire que j'ai pris pour quotidienes les doubles tierces ou doubles quartes ; j'ai souvent interrogé la nature, je me suis rendu à l'hôpital lorsque les paroxismes devaient revenir, je les ai scrupuleusement observés, analysés, comparés avec les précédens, j'ai toujours vu qu'ils étaient les mêmes, qu'ils revenaient tous les jours à la même époque. J'ai vu une seule fois que l'accès du lundi, ressemblait à celui du mercredi, et que l'accès du mardi ressemblait à celui du jeudi, (double tierce) j'ai vu deux fois que les accès revenait le lundi et le mardi consécutivement, qu'ils disparaissaient le mercredi, et qu'ils reparaissaient ensuite le jeudi et le vendredi, (double quarte).

Les soldats lymphatiques étaient ceux, qui étaient le plus exposés à cette maladie ; les paroxismes de la fièvre quotidiene légitime, ar-

(*) Vid. tract. de febrib. Antonii Fizes, pag. 270.

arrivaient presque toujours le soir à l'entrée de la nuit, j'en ai cependant vu le matin entre cinq et six heures. Baillement, pandiculation, paleur de la face, froid peu intense commençant ordinairement par la région lombaire, se portant vers les pieds et se repandant dans tout le corps, ensuite chaleur générale et sueur légère. Chez certains sujets le paroxisme commençait par la chaleur, et je n'observais point de froid, l'accès durait une ou deux heures, et revenait exactement tous les jours à la même heure. Lorsque la fièvre était bien traitée, le paroxisme diminuait insensiblement et finissait par disparaître. La fièvre quotidiene batarde suivait à peu près la même marche dans le moment du paroxisme, elle revenait bien tous les jours, mais à des époques indeterminées; lorsque cette fièvre était traitée dans le principe, je me promettais de succès, les signes de la présence d'une congestion saburale dans l'estomac me déterminaient à administrer un vomitif, j'avais même recours à ce moyen chez les sujets robustes, malgré que je n'observasse aucun de ces signes, si l'accès arrivait le matin, je faisais placer le vomitif aussi loin de la fièvre qu'il m'était possible, en cas de fièvre batarde il était suspendu, si le paroxisme arrivait au moment de l'ad-

« *observetur* (*). » Si mon observation peut engendrer une pleine et entiere conviction. Je puis certifier que la fievre quotidiene est très commune dans l'hôpital, et que les fievres doubles tierces et doubles quartes sont si rares, que je me dispenserai d'en parler, en vain quelque medecin théoricien qui n'a jamais vu de malades, voudrait-il dire que j'ai pris pour quotidienes les doubles tierces ou doubles quartes; j'ai souvent interrogé la nature, je me suis rendu à l'hôpital lorsque les paroxismes devaient revenir, je les ai scrupuleusement observés, analysés, comparés avec les précédens, j'ai toujours vu qu'ils étaient les mêmes, qu'ils revenaient tous les jours à la même époque. J'ai vu une seule fois que l'accès du lundi, ressemblait à celui du mercredi, et que l'accès du mardi ressemblait à celui du jeudi, (double tierce) j'ai vu deux fois que les accès revenait le lundi et le mardi consécutivement, qu'ils disparaissaient le mercredi, et qu'ils reparaissaient ensuite le jeudi et le vendredi, (double quarte).

Les soldats lymphatiques étaient ceux, qui étaient le plus exposés à cette maladie; les paroxismes de la fievre quotidiene légitime, ar-

(*) Vid. tract. de febrib. Antonii Fizes, pag. 270.

accès ; elle venait par exemple un lundi et reparaissait le mercredi ; elle était très rare. Les sujets d'une belle stature, d'un tempérament bilieux ; les *Espagnols*, par exemple, étaient les plus exposés à cette maladie, lassitude ; pandiculation, baillement, pouls déprimé, craquement des dents, froid violent, vomissement, lividité des ongles, deux heures après cephalalgie, chaleur générale, pouls plein, urine rouge, ensuite sueur générale, ou ne se manifestant que sur la face, pouls souple, urine sédimenteuse, tels sont les symptomes des trois periodes du paroxisme, qui survenait le plus souvent le matin, et qui durait ordinairement six, sept, ou huit heures. J'ai remarqué, que lorsque la fièvre ne devait plus revenir, le paroxisme ne commençait jamais par le froid, et ne se terminait point par la sueur, ce qui confirme l'axiome du célèbre ROUCHER, qui dit : „ quand le paroxisme d'une fièvre « tierce se termine par la sueur, c'est un in« dice qu'on doit en avoir une autre (*)." Après avoir placé un vomitif dans le jour apyrectique, j'insistais sur le quinquina, pris dans le même jour d'intermittence et de la même maniere que je le conseillais dans la fièvre quo-

(*) Traité de médicine clinique.

quotidienne, jusqu'à ce que les accès fussent diminués, ou eussent disparu, j'insistais sur son usage de loin en loin, pendant quinze ou dixhuit jours après la cure. Une potion anti-spasmodique était toujours prescrite au moment du froid.

La fièvre tierce regulière se termine ordinairement dans les pays tempérés, au septième accès: „ *tertianæ exquisitæ in septem circuitus* « *adsummum judicantur* (*)," cette regle très juste ne pourrait avoir ici son application, l'influence débilitante de l'Ile, les tristes affections morales, étaient deux causes puissantes, qui avaient porté atteinte aux forces physiques des soldats qui venaient à l'hôpital. Je ne tardais pas à m'appercevoir dans le principe; que si après l'administration du vomitif, je n'avais de suite recours au quinquina, à fortes doses, la fièvre changeait de type; que de tierce légitime, elle devenait batarde et qu'en outre elle était plus opiniâtre; en effet, si l'exhibition du quinquina est re-

(*) Vid. Hipp. Aph. GRIMAUD, cours de fièvres; ROUCHER trait. de med. clin. PINEL, nozograph. phil. CAPURON, nova med. elementa CULLEN, elem. de med. prat. GRANT, trait. des fièvres. STOLL, rat. med. FIZES, tract. de febr. &c.

retardée, si la fièvre a été mal traitée dans le principe, ce qui est souvent l'effet de cette mauvaise médecine, qui ne consiste qu'à inonder l'estomac du malade, par un déluge de décoctions de quinquina, ou d'autres copieuses boissons purgatives ou amères, et qu'a épuiser les forces des malades par un régime debilitant, alors dis-je, les forces du sujet se deteriorent, le système lymphatique est frappé d'atonie, l'equilibre qui doit exister naturellement entre les deux systêmes, exhalant et absorbant est rompu, l'absorption se suspend ou diminue, de là resultent les hydropisies generales ou partielles, les obstructions, et enfin les cachexies, les fièvres hectiques &c., qui font ici tant de victimes. Plusieurs médecins attribuent les obstructions et l'hydropisie à l'usage du quinquina, opinion entierement fausse, erreur dangéreuse, puisqu'en nous détournant de l'usage de ce précieux febrifuge, la maladie fait des progrès, le sujet se débilite et devient enfin la proie de cette terrible maladie; on trouve dans PINEL une observation sur le bon effet du quinquina, dans un cas d'hydroposie; PRINGLE et MONRO ont observé d'hydropisies et d'obstructions, autant chez ceux qui avaient fait usage du quinquina, que chez ceux qui n'en avait pas pris. Le quinquina est don-

donné lorsque les obstructions sont deja formées, il fait alors beaucoup de mal, en ce qu'il guerit les mouvemens febriles qui étaient si utiles, pour résoudre les obstructions. Je vais faire remarquer les cas dans lesquels le quinquina est nuisible. HIPPOCRATE, GALIEN, CELSE, VOULLONE, HALLER, DUMAS, PUJOL, ROUCHER et SARCONE, ont demontré par d'observations nombreuses, et par des preuves physiologiques bien fondées, l'utilité de la fièvre dans les maladies nerveuses et lymphatiques, le médecin doit donc dans de pareilles circonstances respecter la fièvre, et la regarder comme un puissant instrument de guérison employé par la nature; ainsi si dans une hydropisie, ou dans des obstructions il survient une fièvre intermittente de quelque type qu'elle soit, on doit proscrire le quinquina; mais si dans une fièvre intermittente, il survient une hydropisie, on doit toujours insister sur ce puissant tonique, qui ranimant les forces, sera le meilleur remede, et de la fièvre, et de l'hydropisie; sur plus de 1200 soldats, atteints de fièvres intermittentes, je n'ai vu que deux seules fois survenir une fièvre quotidienne, et une fièvre quarte, chez deux leucophlegmatiques, chez un la fièvre opéra des effets si prompts, et si merveilleux, qu'ils parururent tenir du prodige, la tuméfaction était horrible, et la respiration genée, croyant voir le malade mort à ma visite du matin, je le vis au contraire, à ma grande surprise, dans un meilleur état, le malade se plaignit d'avoir tremblé, une violente fièvre à l'entrée de la nuit, chez tous les deux j'insistais sur les vins et potions cordiales, sur le vin et les pilules scillitiques, la tisane aperitive était aiguisée, avec l'acetate de potasse, à la dose d'un gros par litre, le régime végétal était alterné avec le régime animal, après l'entière guérison de l'hydropisie, j'attaquai la fièvre qui fut guérie par le quinquina.

TYPE QUARTE.

On nomme fièvre quarte, une maladie qui laisse deux jours d'intervalle, entre les accès, la fièvre parait par exemple un lundi, elle ne revient que le jeudi. Les sujets qui avaient les qualités physiques et morales, de ceux qui étaient les plus disposés à contracter la fièvre quotidienne étaient encore les plus exposés à la fièvre quarte, les paroxismes revenaient ordinairement le soir, ils étaient peu intenses, commençant par la région des lombes, et se repandant par tout le corps, après avoir persisté pendant une ou deux heures, ils étaient remplacés

 par

par une chaleur, qui bientôt après était suivie d'une douce sueur, le paroxisme durait ordinairement 5 à 6 heures, lorsque la fièvre quarte n'était pas très ancienne, qu'elle n'était compliquée ni d'hydropisie, ni d'obstruction, j'esperais de succès.

Presque tous les auteurs prétendent, que cette fièvre est très propre à determiner les obstructions, l'hydropisie &c., aussi ont ils redouté le quinquina, et n'ont ils dirigé leurs vues, que sur les purgatifs, les laxatifs, les fondants. Ces évacuans ne servant qu'à debiliter le sujet, et qu'à prolonger la fièvre, la fibre animale se relache de plus en plus, et toutes les maladies enoncées en sont l'effet inévitable; l'hydropisie, les obstructions peuvent être produites par toute maladie qui traine en longueur, celles que j'ai observées à l'hôpital ont presque toutes été causées par la fièvre adynamique, ou la dyssenterie, je puis certifier sur mon ame et conscience, que je ne les ai jamais vues survenir dans la fièvre de *Walcheren*, de quelque type qu'elle fut, et quoique j'eusse porté quelque fois le quinquina jusqu'à des doses extraordinaires; quand à l'administration du quinquina, j'ai été aussi obstiné que la fièvre; je sais bien que les celèbres FOUQUET et GRIMAUD, ont

ont dit, que lorsque la fièvre résistait au quinquina, il fallait en suspendre tout à fait l'usage, qu'il fallait soupçonner quelque état d'irritation dans les viscères du bas-ventre, et que le petit lait, les bains, les laxatifs, et la méthode anti-phlogistique, „ *in totâ extentione*," étaient les plus sûrs moyens : cela arrive dans les pays tempérés ; mais je puis certifier encore que la persévérance dans l'usage du quinquina a guéri sous mes yeux, des fièvres quartes que je croyais souvent incurables. Dans cet hôpital il faut secouer le joug de l'autorité, toute puissante qu'elle soit, et assurer que cette fièvre doit être traitée avec autant d'énergie que les autres fièvres intermittentes. Après avoir fait vomir le malade avec le vomitif déja indiqué, je prescrivais une potion anodine pour le soir, cette potion était répetée dans la première période de tous les paroxismes, ensuite dans les jours apyrectiques, le quinquina était administré à la dose de deux gros, toutes les quatre heures, je le combinais tantôt avec un gros de magnésie blanche, tantôt avec dix grains de muriate d'ammoniaque, et le plus souvent je le prescrivais seul, je l'ai quelquefois associé avec un grain de tartrite antimonié de potasse, et demi gros de tartrite acidule de potasse, ce mélange m'a produit d'heureux effets. Si à la 10me ou 12me prise les accès persistaient, ce qui était très rare, je les continuais de la même manière, et l'ordonnais encore en lavement. Dans les fièvres quarte et tierce les alimens gras et maigres étaient augmentés, suivant les forces du malade. J'ose et puis certifier que de toutes les nombreuses fièvres intermittentes, que j'ai traitées dans leur principe, je n'en ai vu aucune qui ait été refractaire à mon traitement, ou qui ait dégénéré en hydropisie ou obstructions; en faisant cet aveu, je ne crains de blesser, ni ma bonne foi, ni de tromper le public.

Je me dispense de faire mention des fièvres intermittentes pernicieuses, parceque je n'ai jamais vu dans l'Ile de ces fièvres, mortelles au 3me ou 4me accès.

FIÈVRE PERNICIEUSE INTERMITTENTE CONTINUE.

Lorsque l'été est très chaud, il règne dans l'Ile de *Walcheren* une fièvre intermittente pernicieuse à type continu (*), qui enlève le malade au 7me ou 9me jour, et qui se prolonge jusqu'au mois de decembre; legère rémission; paroxisme caracterisé par une atonie extra-ordinaire, un coma profond, des sueurs co-

(*) Une fièvre pareille a été observée à *Rome*, par LANCICI, et à *Turin*, par RICHA.

copieuses et fetides, des tremblemens, le délire, la noirceur et la lividité de la langue &c, la fièvre pernicieuse à type tierce, y est infiniment rare, ni moi, ni d'autres médecins ne l'y ont jamais vu; la fièvre pernicieuse continue, n'est pas si cruelle que celle à type tierce, et elle cède très souvent à la méthode excitante et au quinquina. Quoique cette fièvre paraisse quelques fois dans l'Ile, il ne faut pas croire qu'elle soit la fièvre endemique de l'Ile de *Walcheren*, la susceptibilité particulière de l'individu, sa consitution physique et morale; la violence de la chaleur (qui rend les emanations marecageuses, plus meutrières et plus abondantes), sont les causes qui peuvent la produire, et la rendre sporadique. SALIUS, MERCATUS, HEREDIA, MORTON, TORTI, WERLHOFF, SENAC, CLEGHORN, MEDICUS et ALIBERT, nous ont instruit du danger imminent attaché aux fièvres pernicieuses intermittentes, ce n'est que par la méthode curative la plus lumineuse, et dont le quinquina fait la principale base, qu'on peut encore quelques fois se soustraire à leur fureur, serait-il possible qu'une maladie aussi meurtrière, fut la maladie endémique de l'Ile? serait il encore possible, si cela était, qu'il y existat un seul habitant? Cette maladie, il est

 vrai,

vrai, règne dans certains pays d'une manière endemique, mais dans ces mêmes pays il n'y existe aucun préjugé contraire à son traitement (**), dans ces mêmes pays dis-je, les avis des bons medecins sont recherchés et appreciés. On sait que les fièvres ne sont très cruelles que dans les pays marécageux, qui sont présque continuellement chauds; dans l'Ile, le tems est continuellement pluvieux, humide et froid, on n'observe que deux mois de chauds de l'année, qui sont août et 7bre, et même très souvent ces mêmes mois sont très temperés, aussi ces fièvres sevissent-elles à *Batavia* (*), à *Rome* (†), à *Turin* (§), et dans les autres pays chauds et marecageux, le docteur ALIBERT pretend, que le celebre RAYMOND de *Marseille* prit pour fièvre pernicieuse la fièvre de *Walcheren* (⁎), ne croyant pas qu'il y en existat d'autre, je n'ai pas pu me procurer l'ouvrage de cet illustre praticien. Je vais citer ce que rapporte ALIBERT, tiré de l'ouvrage de RAYMOND : „ *hoc primo certum est „ ut jam « monui, morbum non esse contagiosum ; nam « fe-*

(**) Voy. pag. 73.

(*) Traité sur le fièvres et la contag. par LIND trad. par FOUQUET.

(†) LANCICI, de nox. palud. effluv.

(§) SYDENHAM, Opera Omnia.

(⁎) ALIBERT ouvr. cit. p. 167, 288 et 338.

« *feminæ lactantes infantem suum durante mor-*
« *bo toto, si modo lactis copia suppetat, sine*
« *noxa nutriunt, quod communé apud nos praxi*
« *confirmatur; neque qui eodem in lecto cum*
« *ægrotis commorari coguntur, aut aliud inti-*
« *mum commercium habent, præter curæ in-*
« *commoda, ullum abinde morbum lucrantur* (*)"
Il me parait d'après ce passage que RAYMOND ne veut traiter que de la fièvre de *Walcheren*, dont j'ai déja parlé, dans le cas contraire, si Mr. RAYMOND croyait qu'il ne règnat dans l'Ile qu'une fièvre pernicieuse, je serais forcé de dire, ou qu'il n'habita jamais l'Ile, ou qu'on lui fit de faux rapports. Je parle moi même d'après ma propre expérience.

PNEUMONIES MUQUEUSES, CATARRHES, PULMONAIRE ET SUFFOQUANT.

Je comprends avec GRIMAUD sous le nom de pneumonies, la pleurésie, la peripneumonie, et la pleuro-peripneumonie, il n'existe entre elles aucune différence quoique les anciens ayent voulu y en mettre; HALLER, TISSOT, STOLL, POR-

(*) RAYMOND, *dissertatio exhibens descriptionem febrium intermitentium autumnalium quotannis Mittelburgi et in vicinis Zelandiæ Batavæ locis grassantium* 1767.

PORTAL, PINEL, CULLEN, MORGAGNI, PRINGLE, RIVIERE, les regardent comme identiques. C'est ici que la méthode de SELLE, qui classe toutes les maladies d'après le traitement (*) trouve sa juste application ; pourquoi mettre de différence entre ces maladies puisqu'elles cèdent à la même méthode curative ? pourquoi, par [illegible] ne pas classer le cholera-morbus dans [illegible], puisque le traitement est le [illegible], quoique la cause soit produite par une [illegible] de la bile comme le [illegible], ou par toute autre cause ? mais [illegible] je crois qu'il nous est impossible d'avoir une nosologie vraie et exacte, malgré que des hommes célèbres se soient occupés d'une si importante matière, et qu'ils l'ayent portée au degré de perfection que comporte l'état actuel de la science (†). Dans la pleurésie la plèvre n'est pas toujours enflammée, [illegible] sur trois cents malades, morts de la pleurésie, [illegible]

(*) Vid. SELLE, pyrétologie élémentaire [illegible]

(†) L'illustre VICTOR BROUSSONET, [illegible] professeur que savant praticien, nous faisait sentir cette difficulté dans ses leçons de médecine clinique : la bienveillance [illegible] qu'il accorde à tous ses élèves, lui concilient l'estime de cette nombreuse jeunesse avide de s'instruire, qui tous les ans se porte en foule à la faculté de *Montpellier*.

trouvé la plevre enflammée, MORGAGNI, et HALLER, ont trouvé la plevre intacte et le poumon enflammé chez plusieurs individus, morts de la pleurésie, ELLER et STOLL ont fait la même remarque; ROUCHER a vû la plevre enflammée et le poumon intact, sur des soldats morts de la peripneumonie.

Les pneumonies muqueuses ont existé dans les hôpitaux, pendant l'hyver, mais elles se sont montrées plus intenses dans les mois de fevrier et mars, qui se firent remarquer par des changemens brusques et reitérés du chaud au froid, elles reparaissaient dans toute saison, lorsque la température éprouvait des variations trop rapides. Je n'en ai jamais vues qui fusssent inflammatoires, aussi je n'en parlerai pas, puisque je me suis promis en entreprenant cet ouvrage, de ne rapporter que ce que j'aurais vu et bien observé.

Les variations de l'atmosphère, l'humidité, le froid, en repercutant la transpiration sur le poumon, (qui étant l'organe le plus faible et le plus perméable de l'économie vivante, devient de preference le siège des repercutions et des metastases,) étaient les causes des pneumonies, douleur fixe, tantôt au coté droit, tantôt au coté gauche, et tantôt enfin sur toute la poitrine, dyspnée, toux qui renouvelait la la douleur, frissons irréguliers, pomètes légèrement colorées, pouls serré, langue blanchâtre, très souvent amertume de la bouche. Lorsque les signes de gastricité stomachale étaient bien prononcés, je prescrivais 18 grains d'ipécacuana, avec un grain de tartrite de potasse antimonié, et un julep anodin pour le soir. Dans le cas contraire, l'eau d'orge stibiée et oximélée, commençait le traitement, les potions pectorales et expectorantes, les lavements émollients, les potions anodines pour le soir, les tisanes pectorales, les vésicatoires appliqués aux cuisses et aux jambes, et ensuite entre les deux omoplates, ou sur le point douloureux, si la douleur persistait, étaient les moyens les plus efficaces; la tisanne pectorale, les alimens légers, tels que les légumes, le riz, les oeufs, composaient le régime jusqu'à la disparition, ou du moins jusqu'à la diminution, bien sensible de la toux. Si la toux persistait, j'avais recours aux vésicatoires appliqués aux cuisses ou aux bras, ayant soin de faire alors entretenir la suppuration, ainsi qu'aux potions expectorantes anodinées. Cette toux opiniâtre se changeait quelquefois en phthisie pulmonaire, chez les soldats mal conformés, épuisés ou avancés en âge : heureusement que ces cas étaient très rares.

CATHARRE PULMONAIRE.

Cette maladie de même que les pneumonies, parut dans les hôpitaux dans les mois de février et mars, et reparaissait lorsque la température devenait trop variable, respiration accélerée, toux violente, réitérée, et privant le malade des douceurs du sommeil, crachats épais, sentiment d'un feu dévorant dans la poitrine, pouls assez plein, frissons vagues, douleurs épigastriques, et de plus souvent nausées et amertumes de la bouche. Le catharre pulmonaire que j'ai observé, reconnaissait fréquemment pour cause une excitation, que la membrane muqueuse de l'estomac surchargée par une congestion gastrique, transmettait par sympathie aux poumons.

Les symptomes gastriques me déterminaient le plus souvent à prescrire un vomitif, un julep anodin était administré le soir, l'eau d'orge stibiée et oximelée; les potions cordiales et expectorantes, terminaient ordinairement le catharre pulmonaire simple; mais si la toux devenait violente, et la respiration génée, outre les moyens indiqués, j'avais recours aux vésicatoires, dont l'application était réitérée autant de fois, que le cas l'exigeait, je les faisais mettre de préférence à la partie intérieure de cha-

chaque cuisse, et j'en voyais resulter de plus prompts et de plus surs effets; ne sait-on pas qu'il existe une sympathie bien marquée, entre le poumon et les cuisses? ne sait-on pas que plusieurs maladies de ce dernier organe se terminent d'une manière favorable par des abcès qui se forment aux cuisses?

CATHARRE SUFFOCANT.

Le véritable catharre suffocant ne s'est pas souvent montré à mon observation: les causes de cette maladie sont celles du catharre simple; mais si par une circonstance quelconque, le poumon se trouve doué d'une trop grande sensibilité et irritabilité, ces mêmes facultés sensitives trop vivement exaltées, donnent lieu à une foule de symptomes nerveux qui font de l'organe respiratoire, un centre de fluxion vers le quel toutes les forces toniques affluent avec tant de célérité, et qui menacent le malade d'une suffocation prochaine. l'invasion de cette maladie était marquée par les symptomes du catharre simple, mais bientôt après, toux penible, pouls serré, excrétion pénible d'une matiere épaisse, danger imminent de suffocation, inspiration plus stertoreuse que sifflante, oppression continuelle, élancement de toute la cavité thorachique, sentiment

ment d'un brasier dans la poitrine, yeux chassieux et hagards, pommettes, se colorant par intervalle, paroxisme vers le soir, mort ordinairement au quatrieme ou cinquième accès : Calmer cette excitation nerveuse, prévenir la congestion qui menace le poumon, telles sont les deux principales indications, mais malheureusement qu'on ne parvient pas toujours au but, qu'on se propose d'atteindre ; la tisane pectorale, l'eau de lin, l'eau gommeuse, les lavemens emolliens, les potions pectorales anodinées, l'opium à la dose de deux grains le soir, les vésicatoires aux jambes et aux cuisses, sont les moyens les plus utiles pour appaiser le spasme ; lorsque l'irritation est calmée, l'eau d'orge stibiée et oximelce, les potions expectorantes, les potions cordiales, les lavemens purgatifs, les vésicatoires souvent répétées, le moxa, ou le cautère actuel, appliqués dans l'intérieur des cuisses, ou entre les deux omoplates (*), sont les secours les plus prompts et les plus énergiques, qui tendent le plus, à prévenir ce torrent d'humeurs qui menace d'inonder le poumon. Lorsque le poumon est trop irrité, il faut bien se garder de prescrire, ni l'oxide d'antimoine hydro-sulfuré rouge, ni [illegible] me-

(*) *In morbis extremis, extrema remedia. . . Hip.*

même les boissons stibiées, parce qu'on ne ferait qu'aggraver l'excitation pulmonaire, et qu'augmenter la congestion. Ces moyens ne doivent être employés que sur la fin du spasme, époque à la quelle l'atonie du poumon s'oppose à l'excrétion des crachats. Carminati et d'autres thérapeutistes modernes, doutent de la propriété des expectorans; ils croyent même qu'il n'en existe pas: ils ne peuvent s'imaginer qu'introduits dans l'estomac, ils puissent affecter le poumon, et parceque nous ignorerons la cause d'un phénomène, s'en suivra-t-il que ce même phénomène n'aura pas lieu? Comment le quinquina guérit les fièvres intermittentes? et le mercure les maladies veneriennes? on a cru que cette dernière substance metallique guérissait ces maladies, par l'oxigène qu'elle contient; mais les experiences qui ont été faites sur ce gaz seul dans la syphilis n'ont pas produit des effets bien concluans (*). Pourquoi les cantharides causent de violentes stranguries? Pourquoi la therebentine communique aux urines l'odeur de la violette? Pourquoi

(*) Pour guérir radicalement et sans crainte de rechute, les maladies syphilitiques, il faut que l'oxigène se trouve uni au mercure, ensorte qu'on peut dire que ce n'est ni l'oxigène seul, ni le mercure seul, qui guérit, mais tous les deux combinés ensemble. (SWEDIAUR).

quoi l'aloé excerce son action spéciale sur le rectum? Pourquoi le tartrite antimonié de potasse détermine la contraction de l'estomac, et qu'il ne produit aucune excitation sur la rétine? Pourquoi encore le mercure irrite de préférence les glandes salivaires? Pourquoi l'opium fait dormir? Pourquoi le nitrate de potasse augmente l'excrétion des urines? „ *con- « sensus unus, conspiratio una, consentia om- « nia. Hip.*" Tous les organes de notre économie s'influencent réciproquement, et sont doués d'une sensibilité qui est propre à chaqu'un d'entre eux, sensibilité qui n'est provoquée que par un stimulus approprié, tous se nourrissent à leur manière, tous en un mot sont affectés par un médicament qui leur est propre. Si l'on doit ajouter foi à l'expérience journalière, et à l'autorité des plus grands maîtres de l'art, il faut croire que l'oxide d'antimoine hydro-sulfuré rouge, exerce une excitation particulière sur l'organe pulmonaire. Le prince des physiologistes, Mr. DUMAS, a démontré la sensibilité de toutes les parties du corps animal, par le moyen de ses nombreuses, et savantes expériences physiologiques (*).

ANGINE MUQUEUSE.

L'hiver dernier qui fut très doux et très incon-

(*) Voy. princip. de physiologie, 1ere édit.

constant, fut la saison dans la quelle les angines furent communes dans les hopitaux, elles reparurent, mais en petit nombre, dans le mois de juin, qui fut froid et pluvieux. Toutes celles que j'ai observées, se sont terminées d'une maniere très favorable, je n'ai jamais vu, ni l'angine inflammatoire, ni l'angine gangreneuse, aussi je n'en parlerai pas.

Les soldats qui étant en sueur, s'exposaient à un air froid, ceux qui étaient encore les plus exposés aux intemperies de l'air, contractaient le plus souvent cette maladie, la cause la plus frequente de l'angine, étaient la suppression de la transpiration, qui se repercutait de preference sur le cou, qui était affaibli par les cravates que les soldats ont l'habitude de trop serrer, WINSLOU, CULLEN et ROUCHER ont déja fait cette remarque. Les symptomes variaient en raison du siège de l'angine; si c'était la trachée artere, respiration fréquente et penible, fièvre, cephalalgie, dyspnée, si c'était le larynx, voix grêle et glapissante, douleur dans le larynx; si c'était le pharynx, deglution penible, reflux par les narines des matieres liquides; si au contraire l'angine occupait les amygdales, respiration genée, douleur dans toute la partie antérieure et laterale du cou, et s'étendant jusqu'à l'oreille interne, excretion augmentée de la matière des amygdales. La cau-

se

se déterminante essentielle de l'angine était attribuée à une phlegmasie de la membrane muqueuse ou du larynx, ou du pharynx, ou de la trachée artère.

L'angine était toujours compliquée d'une affection gastrique, outre les symptomes qui la caracterisaient, langue blanchâtre, amertume de la bouche, excrétion abondante d'une salive epaisse et gluante, sentiment d'un feu violent dans la gorge, coulcur erysipelateuse dans l'intérieur de cette même partie. 20 ou 25 grains d'ipécacuana delayés dans 4 onces de tisane pectorale, produisaient d'assez copieux vomissemens et diminuaient l'intensité du mal, une potion anodine, donnée le soir appaisait le trouble que le vomitif avait suscité dans toute l'économie, ensuite l'eau d'orge stibiée et oximelée, les potions expectorantes, les lavemens émolliens, les gargarismes adoucissants, les cataplasmes émolliens, appliqués sur la région du pharynx, étaient les premiers moyens administrés, si la maladie ne paraissait pas céder, j'avais recours aux vésicatoires appliqués aux jambes, à la nuque ou sur la région même du pharynx, toutes les angines que j'ai vues se sont terminées d'une maniere favorable, par le moyen de la résolution, à l'exception de quelques unes qui se terminaient par des abcès qui se formaient dans l'interieur de la gorge ; lorsqu'ils tardaient à se percer et que par leur volume ils genaient trop les malades, je les faisais ouvrir.

DYSSENTERIE MUQUEUSE, AIGUE, ET CHRONIQUE.

L'hiver ayant été très doux et très variable, la dyssenterie aiguë n'a jamais discontinué de se montrer dans les hôpitaux. Fièvre, pouls élevé, face légèrement animée, portant une décomposition particulière qui indiquait cette maladie, chute des forces, constipation, borborigmes, coliques, douleurs abdominales, tranchées, langue sèche chez les uns, et humectée chez les autres, soif ; peu à peu excrétion fréquente et penible, d'une matiere muqueuse, souvent sanguinolente, sans être accompagnée de veritables excrémens ; si la dyssenterie faisait des progrès ; coliques plus violentes, Selles plus frequentes et plus copieuses, chute des forces plus considerable ; si elle se compliquait d'adynamie, abbatement extra-ordinaire, Selles involontaires et infectes, langue ou noire, ou comme rotie, face cadavereuse, delire sourd, pouls à peine sensible, chaleur mordicante, yeux tristes et comme inanimés ; outre la suppression de la transpiration qui occasionait la dys-

dyssenterie, en déterminant un véritable catharre, de la membrane muqueuse des intestins, il existe encore un miasme particulier, qui s'exhale des excrémens du malade, et de sa transpiration insensible, et qui rend cette maladie contagieuse.

Si la dyssenterie affectait pour la première fois un soldat bien portant, robuste et bien constitué, il n'y avait rien à craindre; dans le cas contraire, elle dégénerait, le plus souvent, en chronique, en fièvre hectique, ou en hydropisie.

Rappeler vers la circonférence les forces toniques fixées vers le centre, évacuer, s'il en existait, des matières croupissans dans les premières voies, telles étaient les premières indications qui se présentaient à remplir; ainsi qu'il existât ou non, des signes de gastricité, je prescrivais 20 ou 25 grains d'ipécacuana, et une potion anodine pour le soir, l'ipecacuana, outre sa propriété vomitive, fortifiait les organes digestifs en communiquant à la membrane muqueuse des intestins un degré de force et d'astriction, les anciens lui avaient reconnu cette propriété, en le désignant sous le nom *d'ancre sacré, de spécifique de la dyssenterie*. La décoction blanche, l'eau gommeuse, l'eau de riz, avec demi gros, ou un gros de teinture de corne de cerf succinée, étaient les boissons ordinaires, les pilules toniques calmantes, 11, à la dose de 4 dans la journée, les vins thériacal, 12, et astringent, 13, les demi lavements toniques calmants, 14, étaient autant des moyens qui convenablement alternés, diminuaient sensiblement la maladie dans 4 ou 5 jours de traitement, mais si la dyssenterie était opiniâtre, j'avais recours aux vésicatoires appliqués aux jambes, ou à un large sinapisme sur tout l'abdomen, ce dernier moyen m'a très souvent produit les plus heureux effets, je prescrivais alors, suivant les cas, les pilules toniques calmantes, et le vin astringent le soir, si la maladie ne s'allegeait pas bientôt, le vin astringent à la dose de deux onces, deux fois par jour, le quinquina même en substance, à la dose de deux gros dans le vin, les decoctions de simarouba, l'opium le soir, à la dose de deux grains, les bols astringents, 8, composaient alors le traitement. Le traitement de la dyssenterie adynamique était le même que celui de la fièvre de ce nom. Je dois avertir que la diète est un des grands moyens qui seconde le plus l'action des remedes, car si malgré la surveillance la plus sévère, les malades se procuraient des alimens, la dyssenterie revenait, escortée de symp-

symptomes bien plus facheux que ceux d'auparavant. Le régime végétal composé du riz, des légumes, des oeufs, était observé pendant 8 à 10 jours après la cure, le riz était pendant longtems l'unique aliment des malades, l'observation m'a prouvé que le riz possède une propriété legèrement astringente par son mucilage.

DYSSENTERIE CHRONIQUE.

Chez les sujets extenués, d'une constitution hectique ou avancés en âge, la dyssenterie dégenerait le plus souvent en chronique, atonie extrême, emaciation génerale, langue d'une couleur naturelle, point de fièvre, point de douleurs abdominales, excrétion abondante involontaire, d'une matiere muqueuse, fétide sur la fin; oedéme des pieds et des jambes; malgré l'administration du quinquina, du simarouba, des bols astringens, de l'opium, des pilules toniques calmantes, du diascordium, malgré le régime végétal le mieux conduit et le mieux observé, cette maladie passive, surtout lorsqu'elle trainait en longueur, dégenerait en fièvre hectique, et quelque fois en hydropisie: on peut dire que la dyssenterie chronique est l'écueil de la médécine et le fléau des armées.

HYDROPISIE.

ANASARQUE, ASCITE, HYDROTHORAX.

ANASARQUE.

L'extravasation du fluide séreux dans le tissu cellulaire, ou dans une cavité quelconque, constitue l'hydropisie, qui par ce moyen est, ou générale, ou partielle, un relachement particulier des vaisseaux inhalans lymphatiques, (d'où résulte la diminution ou même la suspension de l'absorption,) est la cause déterminante essentielle de l'hydropisie. Les maladies longues et opiniatres, les hémorragies fréquentes et copieuses, l'exposition trop long-tems continuée aux intempéries de l'atmosphère, l'impression d'un air froid et humide dans le moment où le corps était en sueur, les obstructions, étaient les causes occasionnelles de cette maladie; je l'observai le plus communément l'hiver dernier, chez les soldats qui avaient un tempérament lymphatique très prononcé. Enflure, commençant par les pieds, les jambes et se répandant ensuite sur tout le corps, visage tuméfié, tumeur molle cèdant facilement à la à la pression du doigt, diminution de la sueur et des urines, beaucoup ou point de soif. Les soldats robustes, jeunes et bien constitués, qui ne venaient d'éprouver aucune maladie et qui avaient depuis peu contracté l'anarsarque, guérissaient ordinairement. Evacuer une partie des eaux épanchées, déterminer une excitation dans tout le système lymphatique, telles étaient les principales indications qui se présentaient à remplir. Dans l'anasarque commençante, et affectant des soldats robustes, je prescrivais deux grains de tartrite antimonié de potasse, qui provoquaient une abondante quantité d'eau, soit par le haut, soit par le bas, et ranimait le système lympatique, le vomitif n'était pas toujours prescrit dans l'anasarque, qui était la suite d'une autre maladie, les alimens doux tirés du règne végétal, le vin blanc, la tisane apéritive aiguisée avec un gros d'acetate de potasse, par litre, les potions cordiales, 15, les pilules scillitiques, 16, à la dose de 4 dans la journée, le vin scillitique, 17, à la dose de deux onces le matin à jeun, composaient le traitement, ayant soin de le suspendre de tems en tems si la maladie était trop longue. Les expériences de CULLEN, d'ALIBERT, de DESBOIS de ROCHEFORT et ma propre observation, si toutefois elle peut-être de quelque poids, mettent

tent hors de doute les propriétés efficaces de l'accétate de potasse dans les hydropisies, c'est en effet dans ces cas, l'excitant le plus approprié du système lymphatique, je puis assurer que j'en fais journellement un fréquent usage, et j'en vois résulter les plus merveilleux effets. Les toniques étaient ensuite mis en usage longtems après la cure. *Cura hydropicorum maxima parte in solidorum tonum restituendo consistit.* (*).

HYDROPISIE ASCITE.

Cette maladie se reconnaissait aux symptomes suivans : gonflement œdemateux des parties inferieures, tuméfaction prominente et uniforme du ventre, sentiment d'une boule roulant dans l'abdomen, difficulté et même impossibilité de se coucher sur le dos, emaciation des parties superieures, langue rouge, bouche aride, soif intense; le malade étant couché sur le dos, si j'appliquais un peu fortement le dos d'une main sur la partie laterale de l'abdomen, et si je frappais à la partie opposée, je sentais le choc du fluide épanché; le pronostic et le traitement étaient les mêmes que dans l'anasarque. Je ne parle pas de la ponc-

(*) *Vid. specimen academicum inaugurale p.* 8, par mon confrère le docteur PLANCKEN, médecin distingué, et qui mérite vraiment de l'être.

ponction, parceque je ne l'aprouve sous aucun rapport, principalement dans cet hôpital, cette operation evacue les eaux actuellement epanchées, mais ne previent pas les epanchemens à venir.

HYDROTHORAX.

Mêmes causes qui produisent les autres hydropisies, pneumonies, asthmes. Dyspnée, augmentant lorsque le malade se couchait sur le coté sain, dans la nuit eveil en sursaut, palpitation du coeur, gonflement des mains, de la face et ensuite de la poitrine, sentiment de fluctuation dans la poitrine, pouls petit et serré, si je frappais le coté malade, la poitrine faisait entendre un son, semblable à celui que rend un tambour recouvert d'un linge mouillé; AWENBRUGER s'est fortement occupé de ce signe (*).

Cette maladie était presque toujours mortelle, à cause de la difficulté de son diagnostic; outre le traitement ci dessus prescrit, les boissons stibiées et oximelées, les potions expectorantes, 9, les vésicatoires, le seton entre les deux epaules, les lavemens emolliens et laxatifs

(*) *De inventu novo cognoscendi morbos thoracis per percutionem.*

tifs étaient les meilleurs moyens pour pallier la maladie, et prolonger la vie du malade.

SCORBUT.

Cette maladie s'est montrée dans toute saison, elle a seulement été plus commune dans l'hiver, et le commencement du printems. L'influence particuliere de l'Ile, le froid, l'humidité, la nostalgie, étaient autant de causes qui favorisaient l'introduction d'un miasme particulier, qui se dégage de ce sol bas, humide et marécageux. MILMAN a tracé l'analogie qui existe entre le scorbut et la fièvre adynamique (*): dans toutes ces deux maladies, on observe un relachement, une perte d'action dans la fibre animale, poura-t-on me dire? mais je demanderai, pourquoi les causes de ces deux maladies peuvent être les mêmes, et pourquoi lorsqu'il y a scorbut, n'y a-t-il point fièvre adynamique et vice versa? pourquoi dans la fièvre adynamique les gencives ne se tuméfient elles point, et qu'on observe en un mot des symptomes diamétralement opposés? pourquoi dans le scorbut le systême nerveux, n'est il jamais affecté, pourquoi enfin leur traitement est

il

(*) Voy. recherches sur le scorbut et les fièvres putrides, par MILMAN, ouvrage traduit de l'anglais.

il entierement opposé? il n'existe aucune analogie entre le scorbut et la fièvre adynamique, leurs causes sont encore entierement différentes. Il paraît que le virus qui produit le scorbut, exerce une action débilitante sur la fibre musculaire et sur le système vasculaire sanguin, tandisque le miasme qui produit la fievre adynamique, agit d'une maniere plus prompte et plus délétère sur le solide vivant en général, et sur le système des liquides, en leur enlevant un degré de la vie qui les anime et en les disposant à une décomposition ou dissolution prochaine.

Le virus scorbutique est contagieux, outre les témoignages de BALDUINI et de ROUSSEL, qui l'ont vu régner épidémiquement dans la *Batavie*, outre ceux de l'académie des sciences qui prouvent qu'il regna épidémiquement à *Paris* an 1669, outre encore les observations de DOLEUS, qui attestent qu'une nourrice le transmit à son nourrisson, et celles de SENNERT, qui l'a vu communiquer par l'odeur des cadavres scorbutiques, je puis assurer, par ma propre observation, que presque tous les malades voisins des scorbutiques, contractaient leurs maladies, j'évitais en suite cet inconvénient en séquestrant les scorbutiques. Il n'existe pas non plus de différence entre le scorbut de terre re et le scorbut de mer, cette maladie est partout identique, LIND, GOGUELIN, CULLEN, ROUCHER, ont déja fait cette remarque.

Les premiers symptomes que j'ai observés, étaient les suivans, lassitude, abattement extrême, douleurs, rougeur et tuméfectation des gencives, fluxions sur les lèvres ou les joues, haleine puante, ensuite perte totale des forces, décomposition de la face, hemorragies abondantes des gencives, ébranlement et quelquefois chute des dents, j'ai observé chez un *Flamand* la chute complette de toutes les dents superieures du coté gauche; sur la fin echimoses aux parties inférieures, douleurs ostéocopes dans la nuit, noirceur des gencives, carie des dents, puanteur infecte de l'haleine, hemorragies effrayantes, et enfin ulceres horribles, sur la face ou sur d'autres parties. Le scorbut était très souvent compliqué dans le principe, d'un amas gastrique, qui cédait facilement à l'usage d'un vomitif. La tisanne, 20, le vin, 21, et le gargarisme, 22, anti-scorbutique, la decoction de quinquina acidulée, à la dose de quatre onces matin et soir, le quinquina en poudre dans le vin à la dose d'un gros, deux ou trois fois par jour, et le régime végétal suivi scrupuleusement et avec obstination, jusqu'à la cure radicale; étaient autant de moyens puissans, qui convenablement

ment administrés et variés, composaient le traitement, sur quatre-vingt-six scorbutiques que j'ai traités, tant au grand hôpital, qu'à l'hopital n.° 4. je n'en ai perdu qu'un, qui portait encore, avant que je le visse un ulcère affreux à la joue gauche, et qui dans la suite, lui rongea entièrement la face, je dois observer que le régime végétal est un des grands remèdes du scorbut, si malgré mes ordres, les malades faisaient usage de la viande, les dents déja rafermies commençaient par s'ébranler, l'haleine devenait beaucoup plus puante, et les hémorragies se renouvelaient. Sortant d'un pays tempéré et très favorable à la santé, je n'avais jamais été à portée de traiter le scorbut, j'avoue que dans le principe je fus effrayé par les hémorragies opiniâtres et souvent excessives; par l'odeur infecte de l'haleine, par la chute et la carie des dents, &c. .... à mon grand étonnement tout prenait un meilleur aspect après quelques jours de traitement. Outre ces maladies, j'ai observé trois jaunisses, les deux premières ont cédé à l'usage des vomitifs, des aposèmes amers, aiguisés avec l'acetate de potasse et des pillules savonneuses. La troisième parut au 11me jour d'une fièvre adynamique (*),

(*) *Icterus ante septimum diem, insidiosus vid.* LUDOVICI DURETI *comment. in coaças .... Hip. p. 67.*

et disparut au 16me jour de la maladie ; un cholera morbus, qui dans 6 jours de tems fut guéri par le traitement suivant, diète, deux bouillons maigres, quart de vin bis, potion anodine le matin, deux grains d'opium le soir, cataplasme émollient sur le bas-ventre, lavement émollient avec un gros de laudanum liquide, eau gommeuse pour boisson : trois jours après, quatre pilules toniques calmantes dans la journée ; deux fièvres nerveuses caractérisées par les symptomes suivans, tremblemens involontaires de tout le corps, convulsions des yeux, insomnie, chez l'un les cheveux étaient continuellement herissés, langue naturelle : les potions toniques camphrées et éthérées, la tisanne apéritive nitrée, les juleps camphrés et nitrés, l'opium à la dose de deux grains le soir, les décoctions de quinquina anodinées, à la dose de quatre onces matin et soir, composèrent le traitement, l'une fut terminée favorablement au 27me jour, et l'autre au 40me. J'ai également vu un catharre suffocant, causé par la rétropulsion d'une gale, déterminée par la violence du froid d'une fièvre intermitente, l'apposition d'une chemise d'un galeux, fit ressortir la gale dans quatre heures de tems, et rendit à la vie un soldat, qui naguère était aux angoises de la mort. J'ai également vu deux erysipèles généraux, qui cédèrent à un vo-

vomitif, à la tisane amère, aux boissons délayantes, en un mot, à une médecine purement expectante. J'ai guéri dans l'espace de quatre jours par le moyen du quinquina, pris à la dose d'une once par jour, une cephalalgie periodique qui revenait tous les jours à cinq heures du soir, pouls élevé, face animée, cephalalgie très violente; tels étaient les symptomes qui constituaient le paroxisme, qui durait deux ou trois heures.

CHAPITRE II.

Causes générales des maladies, recherchées dans la manière de vivre des habitans, leurs usages, moeurs et habitudes; réforme générale; moyens d'assainir l'Ile et de prolonger la vie des habitans; inconvéniens de l'eau, planche et description d'une nouvelle citerne, infiniment économique dans sa construction, très propre à filtrer l'eau et à la rendre potable; moyens d'assainir l'Ile et d'évacuer les eaux, dont elle est inondée du N. E. au S. préceptes hygiéniques et diététiques pour y conserver la santé, et y prévenir les maladies.

Le thé, le beurre, le lait, le fromage, comme je l'ai déja dit, sont les principaux alimens de l'habitant de l'Ile; ce mauvais thé est très nuisible à la santé; bu abondamment et chaud il relache extraordinairement les gencives, rend l'haleine puante et détermine la chûte des dents, toutes ces incommodités graves s'observent chez les habitans de l'Ile; en outre l'abondance de cette boisson tiède relache extraordinairement l'estomac, enlève à sa membrane muqueuse la matière qui la lubrifie, délayant trop la pate alimentaire, enlevant au chyle le dégré de cohésion, dont il a besoin, pour être facilement absorbé, elle doit porter une atteinte nuisible aux fonctions du système digestif; le lait, le beurre, ne sont pas moins nuisibles à la santé, le lait provenant des animaux ruminans, qui se nourrissent de bons fourrages, et non d'herbes marécageuses ou aqueuses, est un excellent aliment et médicament, mais pour le bien digerer, il faut encore habiter un pays sec et tempéré, avoir les organes digestifs, doués de leur tonicité naturelle, mais si au contraire ces mêmes organes sont frappés d'atonie, soit par l'influence du climat, soit par le mauvais régime, soit enfin par toute autre cause, le lait ne pouvant se digérer, s'aigrit facilement, de là les dyspepsies, les rapports nidoreux, les diarrhées qui

qui se font sentir, plus ou moins frequemment, et qui parviennent à débiliter le système digestif, et à disposer l'habitant de l'Ile, soit à des maladies cachectiques, soit à des maladies endémiques : aussi est il rare d'en remontrer quelqu'un, qui toutes les années ne paye un tribut à la fièvre intermittente : le beurre a la propriété de se rancir très facilement, tôt ou tard il acquiert cette dégénération dans des estomacs, déja affaiblis, et contribue à aggraver leur asthénie ; le fromage est encore très pesant et très difficile à digérer, *casœus robustus est et œstuosus*. Le fromage même de *Roquefort* qui est si bon, ne doit être mangé, qu'avec modération, principalement après le repas, *caseus ille bonus quem dat avara manus*. Le tabac est encore nuisible, outre la stupéfaction qu'il détermine dans le cerveau, d'où resulte une débilité de tout le système nerveux, qui dispose l'individu à contracter les maladies regnantes, il relache l'estomac, trouble les digestions en provoquant par la bouche, la sortie de la salive, qui aurait été utile à la digestion. je croirais utile un fort impôt sur le thé, la basse classe serait obligée de s'en passer, il n'y aurait que le riche qui put en avoir ; l'impôt actuel sur le tabac devrait être augmenté, le lait devrait être encore soumis

 à une

à une forte contribution; l'impôt de la bierre dans l'Ile devrait être très modique, pour que le pauvre put en mettre sur sa table. La plantation du houblon devrait être encouragée, les brasseries augmentées, et la confection de la bierre ne devrait être tolérée que dans l'hiver et le printems, faisant encore surveiller que l'eau dont on se servirait fut de la citerne que je proposerai. La pomme de terre est très bonne et très abondante dans le département, je croirais très utiles des fabriques, propres à extraire l'eau-de-vie de ce végetal, les *Zélandais* auraient alors l'énorme quantité de grain qu'ils consomment pour la confection de leur genièvre, pour enlever à cette eau-de-vie ce goût empyreumatique que donne le corps mucoso-glutineux, qui se charbonne dans le fonds de l'appareil distillatoire, on lui ferait subir une rectification à l'aide de l'acide nitrique de la chaux, ou de l'oxi-muriatique (*), et pour masquer son odeur desagréable, on l'aromatiserait avec la racine d'acorus. L'impôt sur cette eau de vie, et sur les autres liqueurs spiritueuses, devrait être diminué, au moins dans l'Ile, cette diminution serait compensée par l'augmentation de celui qu'on mettrait sur le tabac, le thé, le

(*) Voy. VIREY, trait. de ph. théor. et prat.

le lait, le beurre, et le fromage. Si mes conseils sont jamais pris en consideration, le peuple vivra à meilleur compte, et jouira d'une plus longue santé, le gouvernement y trouvera de profit, en ce qu'il aura des defenseurs plus nombreux, et plus vigoureux, et qu'il augmentera la masse du tresor public.

On voit que la prohibition du lait, du beurre, du thé, et du fromage, ne serait suivie d'aucun mauvais effet, et que les mets à la Française et la bierre remplaceraient les tartines et le thé. Les femmes, principalement celles de la ville, ont la mauvaise habitude de se servir pendant l'hiver de chaufferettes, qu'elles gardent tout le jour, l'action continuelle du calorique devient un centre de fluxions, qui appelle les forces toniques vers les parties inférieures, outre les blennorhées atoniqes (*), les dyspepsies, les cephalalgies, les hectisies, les hysthéries, l'organe uterin continuellement en action, donne lieu à de frequentes suppressions menstruelles, si cette excitation est trop prolongée, et que la matrice soit douée d'une trop vive sensibilité et irritabilité, le sang trop longtems retenu dans ce viscère, à cause de sa contraction, finit par se co-

(*) Voy. SWEDIAUR, trait. sur les mal. syphil. p. 138.

coaguler, et détermine une maladie connue sous le nom de *menses usti*, mois brulés, maladie qui a été très bien décrite par le célèbre professeur VIGAROUS (*).

Toutes les maisons sont froides, humides, sentant le moisi, cela ne doit pas surprendre, puisqu'on n'y allume jamais du feu, qu'on les lave sans-cesse, tant au dedans, qu'au dehors, et qu'elles sont toujours fermées, comme des prisons. Le bois dans l'état de vie comme dans l'état de mort, est doué d'une propriété higrométrique bien prononcée, le bois mort principalement celui dont les pores sont très dilatés, placé dans un endroit humide, absorbe l'humidité, et la retient très longtems. Les belles expériences des illustres SENNEBIER, BRUGMANS et DECANDOLLE, prouvent que le tissu membraneux des végétaux, tend, indépendamment de toute action vitale, à se mettre en équilibre d'humidité, avec le milieu qui l'entoure, le bois de sapin, qui compose la charpente de toutes les maisons, étant continuellement lavé, possède tous ces inconvéniens au plus haut degré, he pourquoi tant laver! l'Ile est bien assez humide par elle-même! si les habitans n'allument point de feu, c'est

(*) Voy. VIGAROUS maladies des femmes.

c'est la crainte de ternir l'éclat de leurs cheminées qui les en empeche, en les voyant faire le repas du soir dans l'obscurité, en les voyant toujours enfermés dans leurs maisons, on croirait qu'ils redoutent l'impression de l'air et de la lumière. Ces maisons sont très malsaines, aussi les catharres, les rhumatismes qui se revêtent bientôt du caractère gouteux, sont ils communs; tout ce qui est bois ne devrait pas être lavé, la méthode usitée en *France* de cirer les appartemens devrait être adoptée. Les *Français* ont de magnifiques appartemens; la propreté y règne et cependant ils ne les lavent pas.

Les femmes ont la mauvaise habitude d'avoir continuellement leurs bras nuds, aussi la majeure partie les ont elles couverts de larges taches bleuâtres. Il existe une etroite sympatie entre les bras et le poumon, la transpiration insensible des bras, se repercutant sur cet organe, occasionne la phthisie pulmonaire, les hectisies, &c., maladies qui sont ici le fleau destructeur de la jeunesse et de la beauté, et qui sont plus communes en *France*, depuis que les femmes ont cette habitude pernicieuse.

L'île comme je l'ai dit, ne contient aucune source d'eau vive, l'eau dont elle est inondée

 vient

vient toute de la pluie, celle qu'on boit est recuillie sur les toits par le moyen des gouttières en plomb, qui la conduisent dans une citerne : l'eau qui croupit dans l'Ile, n'étant agitée par aucune pente, contenant des substances végétales en dissolution, est insipide, pesante et indigeste ; elle contient de sulfate de chaux, de muriate de soude, et une matière extractive, qui est très propre à nourrir les larves des insectes qui se multiplient dans la vase ; l'eau de citerne qui n'a éprouvé aucune préparation propre à l'assainir, sans cesse croupissante, privée du contact de l'air extérieur, contenant en outre des matières qu'elle a entraînées en passant sur le toit, (matières qui servent à nourrir dans l'été les larves dont je viens de parler) (*) ; cette eau dis-je, quoique faisant bien cuire les légumes, blanchissant bien le linge, dissolvant bien le savon et moussant par l'agitation, est cependant très nuisible, principalement pendant l'été. Je vais proposer une nouvelle citerne, que tout le monde peut s'approprier à très bas prix, propre à lui enlever toutes ces mauvaises qualités.

La plantation d'arbres serait un excellent moyen d'assainir l'Ile, il est prouvé par les re-
cher-

(*) Les insectes et les vers sont très nombreux dans l'Ile.

cherches de PRIESTLEY, les belles experiences de SENNEBIER, de DE SAUSSURE et du professeur DECANDOLLE, que non seulement les arbres transpirent, par les moyens de la surface superieure de leurs feuilles qui est ordinairement lisse, et qu'ils absorbent l'air, ainsi que l'humidité qui est repandue dans ce dernier fluide, par le moyen de la surface inferieure de ces mêmes feuilles, qui est herissée d'asperités et garnie de poils; dans les violentes chaleurs de l'été, lorsque les vegetaux sont vivemement frappés par les rayons solaires, il s'opère une décomposition marquée de l'eau, qui les humecte et de l'acide carbonique qui les environne, le carbonne et l'hydrogène se fixent dans le végetal, l'oxigène se degage et se repand dans le sein de l'atmosphère : les végetaux purifient l'air, 1.° en décomposant le gaz acide carbonnique, formé aux depens de leur propre substance, et 2.° en décomposant encore le même gaz dissout dans l'eau ou dans l'air (*), toutes les fonctions de la végétation ont pour but d'augmenter la masse de carbonne fixé dans le végetal, ce carbonne n'y arrive que par la décomposition de l'acide carbonnique. Les végetaux vivants considerés

(*) Flore Française par M. M. LA MARE et DECANDOLLE.

salutaire des végétaux, sur l'air atmosphérique. NAPOLEON LE GRAND, dont la vaste conception embrasse tout ce qui peut contribuer à la prospérité et au salut de son peuple, a-t-il ordonné et même encouragé, la plantation d'arbres, sur l'avenue des principales villes de l'empire. Le célèbre docteur PY, a prouvé dans son ouvrage sur la ville de *Narbonne*, l'influence salutaire des végétaux sur l'air atmosphérique.

Mais si quelque jeune étourdi, rempli d'ostentation, de pédantisme et d'ignorance, disait c'est folie de vouloir réformer toute une nation, qui d'ailleurs est habituée à sa manière de vivre, je lui répondrais, premièrement tout est possible au sage gouvernement qui nous dirige, et secondement, combien traînent une existence triste et pénible, qui pourraient briller de tout l'éclat de la santé? combien deviennent la proie des maladies endémiques, ou autres qui pourraient leur résister? combien enfin, sont descendus et descendent journellement dans la nuit du tombeau qui pourraient encore jouir des bienfaits de la vie?

Il reste maintenant à diriger mon attention vers les eaux qui inondent l'Ile, principalement du N. E. ou S., proposer de la dessé-

cher

cher par le moyen des machines hydrauliques, ce serait vouloir occasionner au gouvernement des dépenses inutiles, il faudrait même dessécher sans cesse, à cause de la fréquence de la pluie; la partie la plus septentrionale de l'Ile est la plus élevée et la plus sèche, la partie la plus inondée est depuis *Ter-Vere* à *Flessingue*. Je proposerai donc un large canal, capable de porter les plus gros vaisseaux, dirigé en droite ligne du port de *Ter-Vere* à celui de *Flessingue*, on y placerait trois fortes écluses de chasse, une à chaque extrémité, et la troisième à sa partie centrale, toutes les écluses seraient ouvertes, pour laisser passer les vaisseaux, qui alors abrégeraient un contour de cinq lieues, en évitant le passage du *Sloe*; dans le flux, toutes seraient fermées, et dans le reflux, celles des deux extrémités seraient ouvertes, et celle du milieu fermée, afin qu'une partie des eaux pût s'évacuer par *Ter-Vere*, et l'autre par *Flessingue*; les fermiers devraient être obligés alors de faire des conduits pour évacuer dans le canal commun les eaux stagnantes dans leurs terres. Les canaux de *Middelbourg* et *Flessingue* devraient être nettoyés, et les eaux qui servent de fortification à cette première ville, devraient encore être évacuées par le moyen de l'écluse d'anpor-

te,

te, qui est presque entièrement enfoncée dans la vase, depuis la porte de *Rammekens* jusqu'à la seconde écluse, la terre, à droite, est inondée d'eau, les deux écluses devraient être construites à neuf, et les canaux nettoyés, afin que l'eau put s'évacuer dans le canal qui conduit à la mer.

CHAPITRE III.

Préceptes hygiéniques et diététiques, pour conserver la santé, dans les quatre saisons de l'année, et pour éviter les maladies.

PRINTEMS.

Cette saison des amours et des plaisirs, ranime l'action du système vasculaire sanguin, et donne l'éveil à la nature assoupie, c'est alors que le feu de la vie circule dans l'animal, par le moyen du sang et dans le végétal par le moyen de la sève, c'est alors que la nature jouit de tout son triomphe, et qu'elle présente aux yeux du philosophe un spectacle digne de son admiration.

Une partie des végétaux jouissent de toute leur saveur et de toutes leurs propriétés. Dans cette saison la vie frugale doit être observée, soit que les rigueurs de l'hiver ayent plongé le le corps dans un état de torpeur, soit que l'abstinence des végétaux ait frappée l'économie vivante d'un état d'atonie, et l'ait disposée à une dégénération particulière, la nouvelle excitation du printems est utile pour ranimer le corps animal, par le moyen d'une fièvre factice, et l'usage des végétaux est indispensable pour combattre cette tendance à une dégénération septique. LOMMIUS a remarqué, qu'en cela les lois hygiéniques étaient d'accord avec le culte (*). L'oseille, le cerfueil, la carotte, le selleri, la betterave, les épinards, le salsifis convenablement preparés sont les végétaux les plus salutaires. Le régime animal doit de tems en tems être alterné, la quantité des liqueurs spiritueuses peut-être diminuée, on doit insister sur l'usage de la bonne biere, beaucoup plus que dans toute autre saison, on aura cependant en vue la debilité presque continuelle que cause le climat, pour rendre le régime plus restaurant: dans une saison où le corps jouit d'une plus grande énergie, les plaisirs de l'amour doivent être satisfaits avec sagesse et modération; le printems est l'époque de la reproduction, et l'homme peut alors remplir les devoirs qui lui ont été imposés par la nature; mais

(*) Voy. dissert. sur le régime pythagorique, par COCHI.

mais qu'il se rappele que se rendre avare des plaisirs pour en jouir, est la philosophie du sage et l'epicurisme de la raison (*).

ÉTÉ

Dans l'été tout tend à débiliter, et à altérer l'économie vivante, et les variations fréquentes de l'atmosphère, et l'eau reduite à l'état de gaz qui s'introduit continuellement dans le corps, par le moyen de la respiration, et de l'absorption cutanée. Les violentes chaleurs en dirigeant les forces toniques du centre vers la circonférence, en relachant la fibre animale, et en produisant des sueurs fréquentes et copieuses, aggravent encore la débilité ordinaire. „ *Sudores omnes cum abeunt, siccant, et « emaciant, quod humido corpus caret* (†);" ce n'est qu'en observant scrupuleusement les lois hygièniques, que l'homme peut se soustraire ici à mille agens destructeurs, qui l'assiègent dans tous les instans de sa vie. Dans cette saison le sommeil doit être plus prolongé, il doit être pris après le repas, dans ce dernier cas le sommeil en apaisant l'excitation générale, et en concentrant les forces dans le cen-

(*) Voy. TOURTELLE élémens d'hygiène.
(†) *Hip. de vict. rat. lib. VI.*

centre diaphragmatique, agit à la manière du bain, et favorise la digestion, „ *somni a cibo « sumpto calefacientes humectant . . .*" *In « somno motus intro vergunt . . .*" *Somnus la« bor visceribus Hip.*" Une ou deux heures doivent suffire, „ *una aut duabus horis « protrahi potest absque noxa saltem illico sen« sibili. Sanct.*" Les bains doivent de tems en tems être mis en usage, „ *calida lavato.*" Ceux de mer sont toniques, et par l'excitation que l'eau marine communique à la peau, (excitation qui par sympathie se transmet à toutes les parties du corps,) et par l'absorption de ses principes constituans. BERGMANN et SPARMANN ont trouvé dans l'eau marine, par le moyen de l'analise, le muriate de soude, le sulfate de chaux, le sulfate de magnesie, et une matiere extractive: les bons effets de l'eau marine, tant interieurement qu'exterieurement, (dans les maladies atoniques, les affections lymphatiques, les scrophules, les obstructions, les gales &c.,) ont été mis hors de doute par les observations et l'autorité d'HIPPOCRATE, de CELSE, de DIOSCORIDE, de RUSSEL (*), d'ALIBERT, &c., le préjugé qui porte le public à porter à la mer ceux (qui

(*) *De usu aquæ marinæ*

qui viennent d'être mordus par un chien enragé, est encore une nouvelle preuve de l'efficacité de l'eau marine, les préjugés du vulgaire, relativement à la médecine, ne doivent pas être toujours méprisés, car si quelque médecin s'occupait d'en faire un code séparé, si toutes fois c'était possible, ce travail ne serait pas sans intérêt.

Il serait très utile, dans cette saison, de mettre en pratique la conduite que le célèbre baron DESGENETES, tint lui même dans l'armée d'*Egypte*; je vais rapporter mot à mot les propres paroles de ce grand médecin, qui pour rassurer une armée épouvantée de la peste, se fit publiquement inoculer le virus d'un bubon pestilentiel, ce trait de dévouement et de courage étonnera les générations les plus reculées, les immenses connaissances que possède ce grand homme, les services signalés qu'il a rendus, tant à la médecine civile, qu'à la médecine militaire, le rendront à jamais cher, et à la science et à l'humanité ,, Au milieu des « témoignages précieux d'affection, dit il, dont « j'étais journellement comblé par l'armée, « j'entendais souvent demander par quels mo- « yens j'étais inaccessible à la contagion, ce- « pendant je prenais assez peu de précaution; « aussi bien nourri que les circonstances le

 « per-

« permettaient, je faisais un frequent usage
« des spiritueux pris à petite dose, et très
« étendus, j'allais constamment à l'ambulance
« à cheval et au petit pas, on a vu comment
« je m'y comportais, au sortir de cet établis-
« sement, je me lavais soigneusement les mains
« avec de l'eau ou du vinaigre, ou de l'eau et
« du savon, et je revenais au camp au petit
« galop, ce qui me procurait un leger état de
« moiteur, je changeais de linge et d'habit,
« et je me lavais le corps entier avec de l'eau
« tiède et du vinaigre, avant de me mettre à
« table; j'appreciai pour la première fois le
« bonheur rare d'une constitution, qui au mi-
« lieu des plus grandes fatigues me fait re-
« trouver dans quelques heures de sommeil les
« forces du corps et le calme de l'esprit (*).

Dans l'été les sujets lymphathiques, valétudinaires ou mal constitués, doivent s'abstenir des plaisirs de l'amour, „ *venere nullo pacto* . . . « *venus autem emaciat* (†)," ceux d'un tempérament sanguin et très vigoureux, doivent s'en rendre très avares, „ *labores, cibaria, pocula,* « *somnus, venus, mediocra sunto* (§)," l'exercice

(*) Journal d'observations sur l'armée d'*Egypte*, an 7 de la Rep. Franç.

(†) *Hip. de vict. rat.*

(§) *Hip. de epidemiis.*

cice ne doit pas être négligé, „ *labor autem « corpus siccat, validumque reddit* . . . . . « *exercitium roborat, quies vero contabescit* (*)," il doit être pris le matin soit à pied, soit à cheval, soit en voiture. SYDENHAM a dit que l'exercice est aussi utile à la phthisie pulmonaire et aux obstructions, que le quinquina aux fièvres intermittentes; on doit le reitérer vers les deux ou trois heures sous l'ombrage d'un arbre, „ *deambulato in umbra* (†)," il est nuisible après le repas, en ce qu'il appele vers la circonférence, les forces toniques fixées sur le centre, pour le parfait complément de l'acte digestif, „ *post cœnam ne deambulato* (§)," ce que j'ai dit, en parlant des miasmes qui causent les fièvres intermittentes, prouve le danger de l'exercice ou du sommeil, pris dans la nuit, principalement sur le sol de l'île. Dans mon essai sur le sommeil et la veille, j'ai cité plusieurs observations sur des maladies provenant du sommeil, pris sur une terre humide: on mettra en usage les frictions sèches sur tout le corps, le matin à jeun, on ne sortira jamais de chez soi sans avoir pris une tasse de

(*) *Hip. de vict. rat. op. cit.*
(†) *Hip. op. cit.*
(§) *Hip. op. cit.*

de café ou de chocolat à la vanille, ou un biscuit trempé dans un vin généreux, ou dans l'eau de vie; l'eau de vie peut encore être prise à petite dose sur le fin du repas; l'usage de la bierre sera très modéré, les liqueurs spiritueux formeront la boisson ordinaire, lorsque le tems sera beau les appartemens seront ouverts jusqu'à deux heures après midi, ils seront en outre frequiemment arrosés avec l'eau vinaigrée, on ferait bien de les désinfecter deux ou trois fois dans cette saison, par le moyen du procédé de Guyton de Morveau; dans les tems humides, nébuleux ou pluvieux, des appartemens seront tenus fermés et chaudement, on préférera les cheminées aux poêles, les cheminées entretenant un courant d'air dans l'appartement renouvellent l'atmosphère, et conservent sa salubrité; si on est obligé d'avoir une poêle, je conseille, avec Mr. ROBERT, d'entretenir de l'eau dans la chambre, ce dernier liquide en s'évaporant, se combine avec l'acide carbonique, et ce précipite avec lui, on évitera d'y entretenir des fleurs pendant la nuit, (ce qui est en usage dans le pays); les fleurs détruisent une partie de l'oxigéne, et exhalent de l'acide carbonnique. Enfin il me reste un excellent moyen pour procurer la santé et prevenir les maladies, c'est la propreté qui, comme le disait

BA-

BACON, est aux corps, ce que la décence est dans les moeurs, c'est la propreté qui préserve de la gale, des d'artres &c., en empêchant la formation de cette crasse épaisse, formée par la transpiration insensible, c'est elle qui nous garantit de la contagion en debarrassant la peau du miasme, qui lui a été communiqué par le contact, et qui par un plus long séjour aurait eu le tems d'être absorbé; les miasmes qui causent les fièvres adynamiques, la peste &c., ne sont pas répandus dans l'air; (puisque le defaut de communication avec les pestiferés suffit pour préserver de la peste,) et ne se transmettent que par le contact immediat, la peste qui ravage la *Turquie*, n'exerce ses fureurs que sur les fripiers, les indigens et les autres personnes de la basse classe, et épargne entièrement ceux, qui par un devoir de religion, observent la propreté la plus sevère par le moyen des ablutions, et en changeant frequemment de linge et d'habit.

Dans l'été le régime doit-être plus restaurant, les substances végétales et animales doivent être alternativement mises en usage, la carotte, la scorsonnere, le salsifis, l'asperge, l'oseille, l'épinard, la laitue sont d'excellens alimens végétaux, convenablement préparés et assaisonnés, on doit faire usage des fruits qui ont atteint leur parfaite maturité, tels que les serises, les griotes, les fraises, les prunes, les pommes, „ *poma viridia, magis movent « quam sicca,"* les poires, „ *pira matura ca« lefaciunt et humectant,"* les peches les abricots, les framboises et les fraises ; ceux qui auront les moyens feront mieux de faire usage des fruits venant du continent ; le lait, le beurre, doivent être proscrits. Le régime animal doit être composé des viandes blanches, tendres, et très digestibles, telles que celles du mouton, de l'agneau, du chevreau ; les poissons de mer forment encore un excellent aliment, on s'interdira ceux qu'on pèche dans les canaux de l'Ile, qui sont gras, epais, indigestes, „ *pisces vero qui in cœnosis et stag« nosis aquis degunt, cephalus mugil, anguil« la, et tales, cœteris graviores sunt* (*)," les personnes irritables, délicates, bilieuses et oisives, s'abstiendront des viandes, du cochon, du bœuf, du beurre et du fromage. Les habitans de la campagne sont plus robustes que ceux de la ville, la fatigue qui fortifie leurs membres, la plus grande pureté de l'air qu'ils respirent, la plus grande modération dans leurs passions, sont les trois causes de cette prédomi-

(*) *Hip. de vict. rat. lib. II.*

minance de force et d'énergie, leurs pertes étant plus considerables, la force assimilatrice étant plus active, ne peut être mise en action, que par des alimens plus pesans et plus grossiers, j'ose comparer cette force assimiliatrice à un chien affamé, qu'on voudrait en vain rassasier avec une petite quantité d'alimens legers comme des crêmes, des soupes au riz, &c. Cette saison étant la plus nuisible à la santé, l'homme raisonable doit encore s'armer de fermeté, de courage, et éviter toute crainte et toute pusillanimité. Le courage a toujours été un puissant preservatif de la contagion, VAN HELMONT, GAUBIUS, WILLIS, FULLER, WERLHOF et ALIBERT, citent des faits les plus concluans. L'etranger doit preter une oreille sourde à tous ces contes ridicules, qu'on lui débite, avant d'arriver dans l'Ile, qu'il se persuade, qu'en observant les conseils que je viens de donner, on peut vivre ici comme partout ailleurs, ce fameux precepte „ *nequid nimis*," rien de trop, doit sans cesse être present a la mémoire de l'homme qui a assez de philosophie pour apprecier le bonheur de jouir d'une bonne santé, il n'est que la maladie pui puisse en faire sentir le prix, sans la santé, les biens, les richesses, les plaisirs, le corps même ne peuvent servir à aucun usage, et ne sont d'aucune utilité.

 Cet-

AUTOMNE.

Cette saison cause un relachement dans la fibre animale, et exerce une action débilitante sur les viscères du bas ventre, les maladies sont alors plus longues et plus rebelles. Le pere de la médecine dit, en parlant des fièvres, „ *automnales vero longæ*," et ailleurs « *automno vero et sub pleiades rursus moriebantur quartanarii* (*)," on doit prevenir cette atonie par un heureux choix d'alimens, et par un régime convenable, les viandes ci-dessus mentionnées, grillées ou roties et bien assaisonnées, l'usage moderé du vin et des autres liqueurs spiritueuses, l'exercice, les frictions sèches, un sommeil modéré, „ *in automno diurnosque sommos subducito*," le chocolat, le café pur, sont des moyens les plus propres à conserver la santé.

HIVER.

L'action moderée du froid fortifie le solide vivant, concentre les forces dans le centre diaphragmatique, diminue la transpiration insensible (†) et augmente l'excrétion des urines, „ *ventres hieme et vere natura sunt calid-*

(*) *Vid. Hipp. de morb. pop. vid. aph.* 53.

(†) SANCTORIUS et DODARD, se sont assurés par leurs expériences, qu'en raison de la diminution de la transpiration le corps augmente de poids dans l'hiver.

« *lidissimi et somni longissimi, in his quoque* « *temporibus etiam alimenta plura exhibenda,* « *innatum enim calorem majorem habent, nutri-* « *mento igitur copiosiore indigent* (*)," dans cette saison on doit insister beaucoup plus sur le régime animal, que sur le végétal, les végétaux qui existent sont presque dépourvus de toutes leurs propriètes, „ *herbas perpaucas et siccantes come-* « *dito . . . Hip.*" La bierre peut devenir la boisson ordinaire, le vin n'est utile qu'à ceux qui y sont habitués, l'eau-de-vie doit, ainsi que dans les autres saisons, être prise à petite dose après le repas; le sommeil de la nuit est suffisant, le corps doit être tenu chaudement, je conseille pendant l'hiver, le printems, et l'automne, l'usage de la flanelle, portée sur la peau, ayant soin de la changer assez souvent, la flanelle s'imbibe de l'humeur perspirable, tient la peau dans une douce chaleur favorise les fonctions du systême exhalant, s'oppose aux suppressions de la transpiration, fortifie la peau, et la préserve de l'influence débilitante de l'atmosphère,

Es de suma importancia,
Tener en los trabajos tolerancia.
Fabulas de SAMANIEGO.

FIN.

(*) *Hip. aph.* 15.

CATALOGUE
DES PRINCIPALES
FORMULES.

B.

n.° 8.

Bols astringens.

Prenez cachou en poudre, (12 grains).
Conserve de rose s. q.
Pour un bol.

n.° 9.

Bols camphrés et nitrés.

Prenez camphre (4 grains).
nitre . (6 grains).
Theriaque s. q.
Pour un bol.

D.

Décoction blanche.

Prenez mie de pain (2 onces).
corne de cerf calcinée
au blanc et porphirisée . (2 gros).
faites bouillir dans eau . . . (4 livres).

Passez à travers une étamine claire, ajoutez à la colature sirop de guimauve (2 onces,) et quelques gouttes de teinture alcoholique de canelle.

E.

Eau de riz.

Prenez riz (½ once).

fai-

faites bouillir dans s. q. d'eau, de manière que lorsque le grain sera crevé, il reste deux livres, ajoutez vers la fin un gros d'écorce d'orange, apres un quart d'heure d'infusion passez, ajoutez un gros de teinture de corne de cerf succinée.

Eau Gommeuse.

Prenez gomme arabique concassée (1 once).
sirop de sucre . . . . . (2 onces).
dissolvez dans tisane commune (4 livres).

Eau d'orge stibiée et oximelée.

Prenez eau d'orge . . . . (1 litre).
tartrite antimonié de potasse (1 grain).
oximel scillitique. . . . . . (2 onces).

G.

n.° 22.

Gargarisme anti-scorbutique.

Prenez infusion amère . . . . . . (8 onces).
teinture alcoholique de Raifort ($\frac{1}{2}$ once).
miel Rosat . . . . (1 once).

(*Nota.* Dans l'hôpital militaire de *Breda*, je me sers avec le plus grand succès d'une decoction de poudre de moutarde, comme gargarisme, dans le scorbut, je donne en même tems interieurement depuis 25 jusqu'à 40 grains de la même poudre dans 4 onces de tisane amère).

Gargarisme adoucissant.

Prenez decoction de racine de guimauve (8 onc.)

miel

miel despumé. . . . . . (1 once).

L'.

Lavement tonique calmant.

n.° 14.

Prenez therebentine dissoute dans un jaune d'oeuf. . . . . (2 onces).
laudanum liquide . . . (1 gros).
infusion d'ipecacuana . . (1 once).
tisane amère . . . (4 ou 5 onces).
injectez très doucement deux ou trois fois par jour.

P.

n.° 16.

Pillules scillitiques.

Prenez savon officinal . . ($\frac{1}{2}$ once).
gomme ammoniaque
nitrate de potasse } à à 2 gros
scille en poudre.
Faites avec le sirop de miel des pillules de deux à trois grains, dose 4, 5 ou 6.

Pillules savoneuses.

Prenez savon officinal . (4 onces).
poudre de guimauve (2 gros).
mêlez et pilez dans un mortier avec s. q. d'huile d'amandes douces.

n.° 11.

Pillules toniques calmantes.

Prenez ipecacuana . . (2 grains).
extrait d'opium (1 grain).
diascordium . (s. q.) fai-

faites une pillule, dose, deux, trois ou quatre dans la journée.

Potion tonique anti-septique.

n.° 7.

Prenez vin rouge. . . . . . . (6 onces).
quinquina en poudre . (2 gros).
camphre . . . . (6 grains).
teinture de canelle
acetate d'ammoniaque (à à 1 gros)
sirop de sucre (1 once).

Potion anodine.

Prenez tisane commune (4 onces).
sirop de diacode (1 once).

Potion cordiale.

Prenez vin cordial (4 onces).
alcohol à la melisse (une cuillerée à café).
sirop de sucre (1 once), melez.

Potion expectorante.

Prenez gomme adragant . . . . (10 grains).
oxide d'antimoine hydro sulfuré rouge (3 grains).
triturez le melange, ajoutez peu à peu sirop de guimauve (2 onces).
tisane commune (4 onces).

Potion pectorale.

Prenez infusion pectorale . . . . . (4 onces).
gomme arabique en poudre (12 grains).
sirop de guimauve . . . (1 once).

V.

V.

Vin anti-scorbutique.

n.° 21.

Prenez vin rouge . . . . . . (2 livres).
teinture de Raifort . . . (1 once).
dose, une once.

Vin cordial.

Prenez vin rouge. . . . . (2 litres).
teinture alcoholique de canelle (1 once).
(dose 1 once).

Vin scillitique.

Prenez squammes de scille sechées et coupées menues (2 onces).
mettez les dans un matras, versez dessus 2 livres de vin blanc, faites macerer pendant 3 ou 4 jours en été et plus longtems en hiver, passez à travers d'un linge, ajoutez deux onces d'alcohol à 35 degrés, filtrez et conservez pour l'usage, dose 2 onces le matin à jeun (*).

Vin astringent.

Prenez vin rouge (4 onces).
diascordium (1 gros).
ether sulfurique } à à demi gros
laudanum liquide }

(*) La digitale pourprée est preferable à la scille dans le traitement de l'hydropisie, j'emplois depuis peu ce rémede héroïque, commençant par 2 grains, jusqu'à 18 ou 20, ses bons effets m'étonnent tous les jours, je recueille les observations.

LEGENDE EXPLICATIVE.

Figure 1e, plan de la citerne.

——— 2, coupe.

——— 3, plan des planches percées de trous, l'une portant les couches de caillou, de sable et de charbon; l'autre recevant la chute de l'eau et servant à empêcher l'évasement des couches.

N.º 1, Planche portant les 3 couches susdites.

——— 2, Couche de petits cailloux.

——— 3, Couche de gros sable.

——— 4, Couche de charbon grossièrement pulverisé.

——— 5, Planche servant à empêcher l'évasement des couches.

——— 6, Corbeaux en pierres pour porter les planches.

——— 7, Chapeau en charpente.

——— 8, Robinet.

Cette citerne pourait couter environ 140 fr., elle peut contenir 1000 litres d'eau filtrée, et environ 1600 d'eau non filtrée.

ERRATA.

Pag.	10	phætus	lisez	fœutus
——	19	*liriodemdeum*	——	*liriodendrum*
——	id.	*œsulus*	——	*æsculus*
——	20	apyectiques	——	apyrectiques.
——	id.	rrouvent	——	trouvent
——	21	*centorium*	——	*centaurium*
——	id.	*odoratu*	——	*odorata*
——	22	*conovulus*	——	*convolvulus*
——	id.	*cumumis*	——	*cucumis*
——	id.	vermisuge	——	vermifuge
——	id.	substantieles	——	substantielles.
——	25	*glechema*	——	*glecoma.*
——	id.	*polygu*	——	*polygala*
——	27	*sariparia*	——	*salicaria*
——	id.	*betta*	——	*beta*
——	28	*petrocelinum*	——	*petroselinum*
——	29	*menyantes*	——	*menyanthes*
——	33	soucils	——	sourcils.
——	35	de pays	——	des pays.
——	36	perible	——	peuple.
——	41	UITENBACH	——	WYTENBACH
——	43	s'empapa	——	s'empara
——	id.	'influence	——	l'influence.
——	46	du solide	——	au solide.
——	50	sœvix	——	[illegible]
——	id.	le preserve	——	les preserve
——	56	dataxie	——	d'ataxie
——	58	*partim*	——	*partium*
——	60	l'anasarde	——	l'anasarque
——	64	indigue	——	indique
——	65	plebotomie	——	phlebotomie
——	70	p.r la liqueur	——	avec la
——	71	au demi lavements	——	aux
——	74	*ceptem*	——	*septem*
——	77	MUCURIALIS	——	MERCURIALIS
——	id.	*intermitens*	——	*intermittens*
——	id.	*intermitentibus*	——	*intermittentibus*
——	92	concilient	——	concilie
——	112	fluxions	——	fluxion
——	117	remontrer	——	rencontrer

AVANT-PROPOS.

Pag.	VII	*prophilatique*	lisez	*prophilactique*
——	id.	*igieniques*	——	*hygieniques*

NOTA. L'auteur se reserve la traduction.

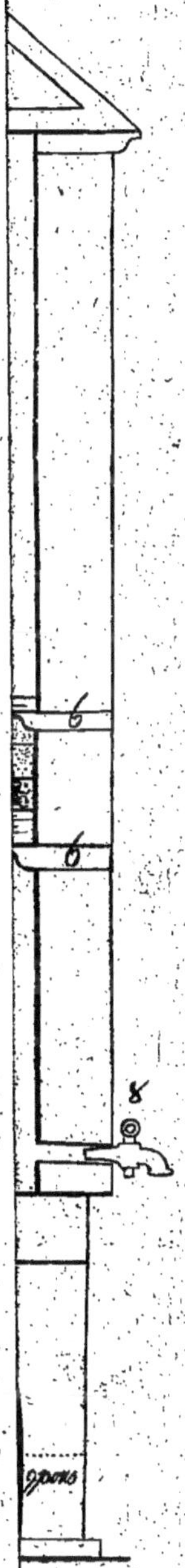

6
6
8

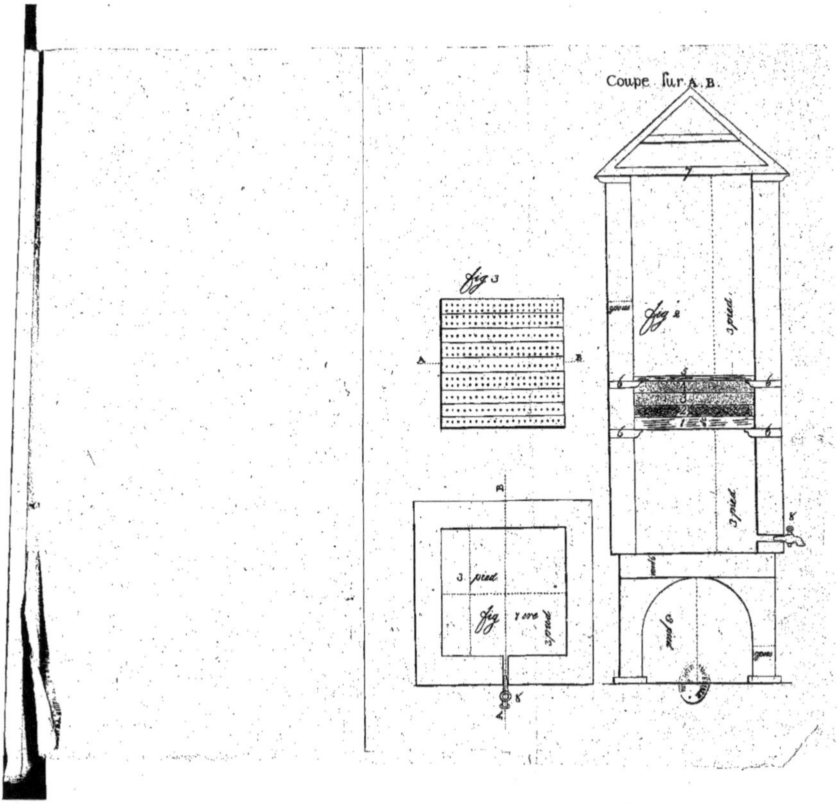
Coupe sur A.B.
fig 3
fig 2
3 pied
3 pied
3. pied
fig 1re

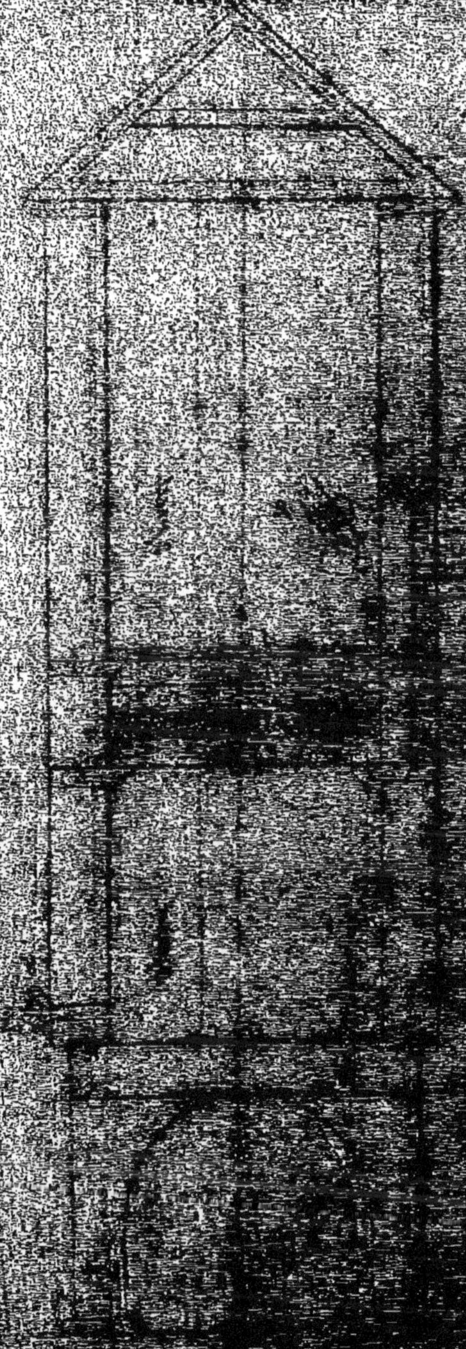

www.ingramcontent.com/pod-product-compliance
Lightning Source LLC
Chambersburg PA
CBHW071843200326
41519CB00016B/4222
* 9 7 8 2 0 1 9 6 0 1 4 8 5 *